JN047079

理論医学は人類を救う

新井圭輔

発行・日刊現代／発売・講談社

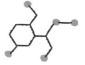

はじめに

　わたしは京都大学医学部で学び、卒業後は放射線科に入局。その後は、島根医科大学の文部教官助手、京大医員、静岡県島田市の市立島田市民病院（現在は島田市立総合医療センター）放射線科と15年ほど修業したのちに、両親の願いもあって地元福島県でクリニックを開業することとなった。

　それから四半世紀にわたり内科開業医として患者さんの診療を続けるなかで、「経験医学」は対症療法に終始し、患者さんが抱える問題の解決には繋がっていないことに気づいたのである。

　わたしは放射線科診断医として、画像所見から論理的にその原因を導き出すということを繰り返してきた。これは内科医となった後、病気の原因を考え、ときには仮説を立てて、根本治療を目指してきたことに繋がる。そして、わたしの治療成績をまとめてみると、まさに異次元のレベルで結果を残してきたと証明できるものと自負している。従来の医療を根本からひっくり返すほどの成果といえよう。

　かつて医学部に入学し、いわゆる医学教育を受けるなかで大きな疑問を感じ続けていたことがある。好ましくない結果を正すには、大元の原因を明らかにし、そこを正すことが王道である。「結果には原因がある」――これが自然科学の鉄則だ

と思っていた。

　ところが医学教育においては、病態の本質や病態の原因といった内容が見事に欠落しているという印象をわたしは抱いたのであった。とにかく病態を細かく分類し、対症療法を基本とするやり方である。

　対症療法とは、病気に伴う症状を緩和する、あるいは消すための治療のことで肝心な原因に対してはアプローチしないのである。これが日本医療界のスタンダード、つまり常識となっている。

　一方、小中学校を通じて基本的に教科書を読まなかったわたしは、大学においても、教科書を読む気にはなれなかった。書かれていることが論理的におかしいとすぐに感じてしまうためである。

　このようなもともとの気質に加え、先に述べたように卒業後は放射線科医として画像診断に明け暮れ、画像所見から病態の原因を解き明かすこの日々の訓練が、わたしの「論理的思考能力」に磨きをかけることができたものと考えている。

　この書籍では、わたしが見つけ出した「理論医学の奥義」をご紹介する。わたしの25年にわたる臨床内科医としての経験

から、少なからず後輩医師の診療に役立つであろう治療法を生み出せたものと自負している。

　ここに記された内容は、「経験医学」を実践するしか選択肢のない標準治療医たちを、医師としてのプライドを守れる「できる医師」に変身させることを可能とする。「患者を苦しめる医師」から「患者を救済できる医師」へと変貌を遂げることができるのである。この書籍が、まさにそういう結果につながることを切に願っている。

　「経験医学」から「理論医学」へのパラダイムワープ。
　これこそがわたしのライフワークなのである。

目次

登場人物紹介

放射線科医を10年間専門とし、その後、1997年4月から、福島県郡山市での「あさひ内科クリニック」で開業医生活が始まった。得意な診療分野は糖尿病に対する低インスリン療法、高血圧に対する動脈硬化治療、難病とされる自己免疫疾患、これまた難病の代表選手である「がん」に対する統合療法。「定説は真実とは限らない」を信条とし、あらゆる「定説」の真偽を独自に追究。そこから得た知見を治療に応用してさまざまな病状を改善させてきた実績をもつ。趣味は宇宙研究。過去に『宇宙の正体』を刊行。

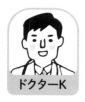

稀代の名医にならんとする大志を抱く若手医師。幼少時から論爺を知っているので、普通にタメ口となっているのにはご容赦を。

「理論医学」とは何か？

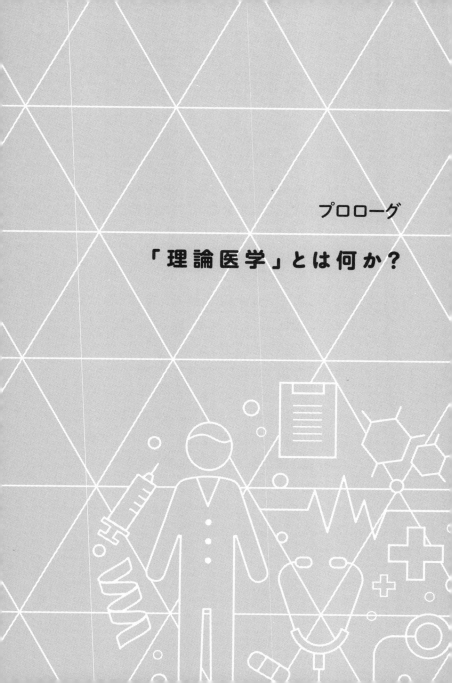

論爺と糖質制限

 さかのぼること四半世紀前、静岡県の市立島田市民病院で10年間放射線科医を続けた後、1997年4月に福島県郡山市の「あさひ内科クリニック」での開業医生活が始まった。

 大きな病院で勤務する放射線科医だったのに、開業医に転身ですか？　あまり例がないのでは？

 福島県郡山市に住む両親の希望に乗っかったんだね。郡山市の開業ブローカーに打診したところ、1週間のちに話が来たんだ。そこから1週間考えて、教授のもとにお叱りを受けに行くことになった。京都大学の医局人事だったので、京大の教授の許可も必要だったから。ほかにも、島田市民病院の何人もの他科の先生たちから、「なぜ?」「本当にやめるの?」と言われたりもした。いろいろ思い出したよ。

放射線科医がいきなり内科医として開業して、大丈夫だったんですか?

当然のことながら、はじめはあまり患者さんが来ない。ただ、放射線診断医としての日々の訓練により、大抵の病気の本質を考える習慣はついていたから、大丈夫だと自信はあった。治療に必要な薬は当初から、電子カルテを導入していたので、コンピューターが覚えてくれている。で、徐々に患者さんが増えるとともに、何にでも対応できる開業医に変身していったのだと思う。

ところで論爺は、**「2000年以降、すべての外来患者に糖質制限を勧めている」**と言っているけど、何がきっかけだったの?

開業から2年8か月が過ぎた1999年12月。この年は、人類滅亡を唱えるノストラダムスの大予言が話題となっていた。わたしといえば、運動不足に加え、昼時には母が特製のオニギリを作ってくれていたからか、お腹周りが大きくなり、体には変な皮膚炎が出現するようになっていた。わたしは「何かがおかしい」と、30分くらい瞑想に耽りながら、自分の体に起

こった変化のメカニズムを考えた。すると、ある仮説が頭に閃いた。そして、直ちに実行したんだ。

たった30分間の瞑想で閃いたって?

30分間というのは、将棋の棋士にしてみればそれなりの長考なんだよ。それはともかく、わたしの頭に閃いたのは、**「炭水化物過剰摂取の弊害」**だ。下の図は、その仮説から発展させたものだ。

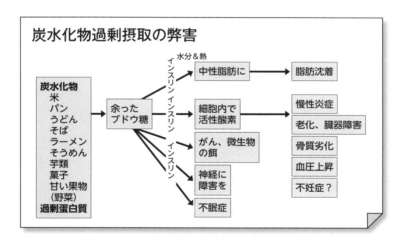

炭水化物過剰摂取の弊害

炭水化物
米
パン
うどん
そば
ラーメン
そうめん
芋類
菓子
甘い果物
(野菜)
過剰蛋白質

→ 余った
ブドウ糖

インスリン → 水分&熱 → 中性脂肪に → 脂肪沈着

インスリン → 細胞内で
活性酸素

インスリン → がん、微生物
の餌

インスリン → 神経に
障害を

→ 不眠症

→ 慢性炎症
老化、臓器障害
骨質劣化
血圧上昇
不妊症?

余剰のブドウ糖は、インスリンの分泌を促す。これが、脂肪合成、活性酸素の増加を経て、外見上も内部にも大きな変化をもたらす。「がんの餌」は、「微生物の餌」でもあるので、感染症にもなりやすくなると予想できる。慢性炎症には、肩こり、頭痛はもちろん、膠原病なども含まれる。臓器障害が進み、老化促進にもつながる。血管壁の慢性炎症は、動脈硬化から高血圧へと繋がっている。骨盤内臓器の慢性炎症は不妊症にも繋がっていくであろう。神経障害には、自律神経失調症、うつ病などが含まれる。

要は、**多くの病の原因が「炭水化物過剰摂取の弊害」にある**ということだ。

直ちに実行して、具体的な効果はあったの？

炭水化物を摂らなくなって、慢性湿疹は2週間で消失した。この体験によって、年が明けた2000年からは、すべての外来患者さんに糖質制限を勧めることにしたのだ。

その後、空腹時間の確保が長寿遺伝子の作用を引き出すとの情報にも触れ、**「1日1食、夕食のみとし、さらに糖質制限食とする」**という食事法

が確立されていった。実際の夕食は、下のような感じだよ。

1日1食（夕食の一例）

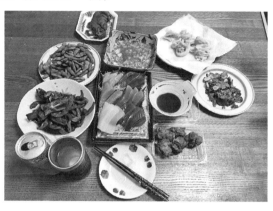

 それを長期にわたって実行しているわけですね！

 さて、このような食事を継続するとどうなるのであろうか？　論より証拠、次の写真を見てほしい。

糖質制限の長期予後:不老長寿に繋がる

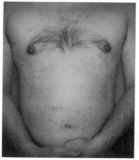
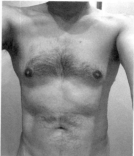

| 1999年の姿 | 2016年の姿 |

44歳の時と61歳の時の写真ですね。どう見ても、61歳の時のほうが若く見えますよ！ 論爺の糖質制限は筋金入りですね。

鳥類と哺乳類

ここで鳥類と哺乳類について考えてみたいのだが、Kくん、少し付き合ってくれるかい?

医学と関係があるのですか?

テーマはインスリンなのだよ。

鳥類と哺乳類の話題で、インスリンがテーマ?　インスリンといえば、血糖値を下げる唯一のホルモンですけど……。

これは、インスリンの本質に迫る話になる。**この惑星の進化の頂点に君臨する2つの種、それが鳥類と哺乳類だ。**

たしかに、鳥類と哺乳類は進化の頂点かな。

 実は、この**両者を分ける根本的な因子がインスリン**なんじゃよ。

 血糖値を下げるホルモンが両者を分ける？ どういうこと？

 インスリンは、血糖値上昇をシグナルとして分泌され、本質的には、脂肪をエネルギー源として蓄えるためのホルモンなのである。そして、**インスリンを利用することにした種が、哺乳類**ということだ。

 鳥類は、インスリンを利用しないということ？

 この惑星には、地軸の傾きゆえの四季が存在する。生命活動の活発な夏季には、餌に不自由はない。ところが一転、冬季になると餌が決定的に不足する事態に追い込まれる。この**飢餓のリスク対策が鳥類と哺乳類を分けた**んだよ。

鳥類は空を飛んで長距離移動できるから飢餓のリスクは低く、哺乳類は飢餓対策が必要となるということですね。

そうじゃ。**冬季に餌がとれなくても生き延びる戦術として、インスリンの作用に頼って、エネルギー源として脂肪を溜め込む**という選択肢を神から授けてもらったのが、哺乳類なのだよ。

その結果、哺乳類は冬季に餌をとらなくても生き延びることができるようになったのか。秋にしっかり食べて脂肪をつけて冬眠する種もいるしね。

しかしながら、インスリンは諸刃の剣で、インスリンを作用させると酸化ストレスにさらされることも避けられない。老化が促進され、長寿は望めない。

それって、メタボリックシンドロームに似ている！

鳥類（長寿）　vs.　哺乳類（短命）
1型糖尿病　vs.　メタボリックシンドローム
高血糖　vs.　インスリン

一方、鳥類は神からのインスリン提案を拒否した種ということになる。鳥類は、脂肪を溜め込まない道を選んだ。鳥類にはインスリンは作用しない。高血糖であることも知られている。**哺乳類がメタボリックシンドロームにたとえられるなら、鳥類は1型糖尿病にたとえることができて、鳥類は哺乳類に比べれば、はるかに長寿である**ことも知られている。

線虫が語る「老化」の本質とは?

ここからの話は、わたしが治療する糖尿病患者には糖尿病合併症がまったく発症しないことに気づいた2011年頃、インスリンと寿命との関係を示す基礎研究に遭遇したものじゃ。

糖尿病合併症と関係があるのですか?

線虫の寿命は、通常は21日くらいだね。これは線虫の長寿命変異体の研究なのじゃが、簡単に要約すると、**インスリンシグナルが酸化ストレスを弱め、老化を促進する**ことを示唆するという研究内容だ。

インスリンが老化を促進?

次節で説明するわたしの糖尿病治療は、**「低インスリン療法」**と呼べるもので、合併症を発症しない理由を見つけたことになる。

わたしは、**糖尿病合併症は、インスリン過剰による薬害である**と結論づけた。したがって、**インスリンを抑えれば糖尿病合併症は防げる**ことになる。これは人類救済につながる世紀の大発見でもあると自負している。

さて、ここまで話した内容をしっかり理解できたかな？　それではいよいよ、この『理論医学は人類を救う』を本格的に始めていこうではないか。

論爺の糖尿病治療と
「低インスリン療法」

これまでの話は、1997年4月以降、内科医として診療を開始した当初の基礎につながるものじゃ。

論爺の診療の基本は、**すべての外来患者に糖質制限を勧め、それはインスリン過剰は有害であるとの原則**に基づいたものだったんですね。

ここからは糖尿病治療について話を進めることにしよう。さてKくん、糖尿病とはいかなる病態かな?

哺乳類では、本来、血糖値は狭い正常範囲に留まっている。それを逸脱する高血糖を根拠に、糖尿病という診断が下される。体内での糖の処理能力が低いから高血糖となる。糖の処理能力が低い理由はインスリンの作用不足なので、糖尿病専門医は解決策としてインスリン作用不足の解消を目指す。

教科書的には?

過食、特に高脂肪食、運動不足などの生活習慣、肥満、ストレスや加齢といった要因が加わり、発症するとされていますよね。**高脂肪食が糖尿病の原因であり、カロリー制限が治療の基本**であると。でも、ちょっと論理的におかしいかなと思っています。極端な話、**脂肪の塊を食べたとして、血糖値は上昇するのかな?**

ほう。

カロリー制限しても、炭水化物を50％以上食べていたら、インスリン作用の不足する糖尿病患者では血糖値は絶対に上昇しますね。なのに、血糖値が高いからといって糖尿病と診断するのなら、食後に高血糖をもたらすこの食事は、明らかに矛盾している。**インスリン作用を促進させなければ、高血糖を改善できない。**インスリンは諸刃の剣だとすると、これは合併症を促すことにつながりそうです。

論理的整合性を大切にするその姿勢は、将来の名医を保証しているようだね。

お褒めにあずかって光栄ですが、論爺は、具体的にどのように糖尿病患者の治療をしていたのですか?

Kくんは、下戸と糖尿病患者は、似ていると思わないかい?

……?　下戸はアルコールの処理が下手、糖尿病患者は糖の処理が下手。そういうことですか?

そう。だから下戸はアルコールを飲まない。それなら糖尿病患者は、血糖値を上昇させるようなものを食べなければいいのではないか?

糖尿病患者にこそ、糖質制限を勧めるわけですね。カロリー制限ではなくて。そして、糖質制限を糖尿病患者に勧めると、インスリン注射やインスリン分泌促進薬は禁忌ということになりますね。

その通り。したがって、**わたしの糖尿病治療の基本は、糖質制限＆低インスリン療法**とな

る。闇雲に糖尿病患者には糖質制限がいいという主張をするのは大間違いであることに気づく必要があるのじゃ。

「高カロリー食か?　糖質制限食か?」という議論には、大きな危険が潜んでいますね。インスリン作用促進療法を受けている糖尿病患者さんには、糖質制限食は致命的な低血糖を招く危険があることに、注意が必要では?

まったくもって、その通り。その危険を未然に防ぐべく、その時の糖尿病学会理事長が、新聞の一面に広告を掲載して、「糖質制限食を自己判断では決して行わないように」と注意喚起されたことは素晴らしいことだった。これがなければ、日本中の糖尿病患者さんの中に低血糖によるトラブルが多発し、「糖尿病患者には糖質制限が有効であるということを、一般論として主張することは軽率だ」との誹りを受けても、やむを得ない事態になっていたかもしれないと思っている。

糖尿病専門医に診てもらっている患者さんの多くは、インスリン作用強化療法を受けているはずです

ね。その患者が厳重な糖質制限をすると睡眠中に
危険な低血糖となるリスクがありますね。

2型糖尿病患者に糖質制限を勧めるなら、低インス
リン療法でなければならない。**糖尿病専門医に
よる高インスリン治療を受けている患者に
は糖質制限は禁忌**なのじゃ。

POINT！

2000年以降の糖尿病治療方針
：糖尿病患者にも糖質制限を勧める
●SU剤は処方しない
●インスリン自己注射は導入しない
●DPP-4阻害薬は2012年9月30日以降中止
↓
処方の中心は、以前はアクトス
最近はSGLT2阻害薬の併用も

論爺のクリニックでは2012年の9月30日以降、
DPP-4阻害薬が使用中止となっていますね。現在
でも広く使用されている薬剤ですが、なぜなのです
か？

低血糖となるリスクがなさそうなので、発売当初はわたしも使用していたのだが、クレアチニン値上昇がほぼ全例で見られたため、当院では基本的に禁忌薬剤とした。**糖質制限を守らず、血糖値が高くなる患者さんには、DPP-4阻害薬の作用でインスリン分泌が促進される。その結果、合併症（眼底出血）につながる症例が出た**からでもある。この症例をもって、DPP-4阻害薬は禁忌薬剤としたのじゃ。

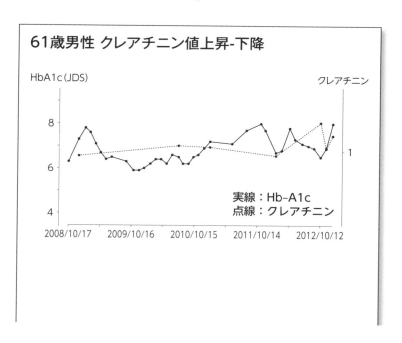

61歳男性 クレアチニン値上昇-下降

HbA1c（JDS）　　　　　　　　　　　　　　　　クレアチニン

実線：Hb–A1c
点線：クレアチニン

2008/10/17　2009/10/16　2010/10/15　2011/10/14　2012/10/12

75歳男性 クレアチニン値上昇-下降

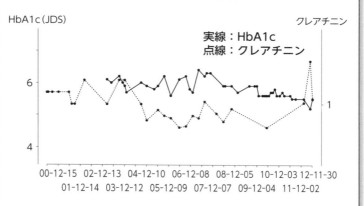

60歳女性 クレアチニン値上昇-下降

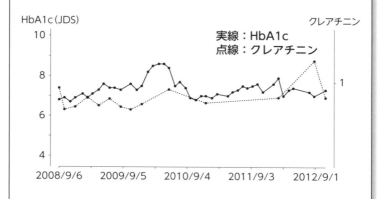

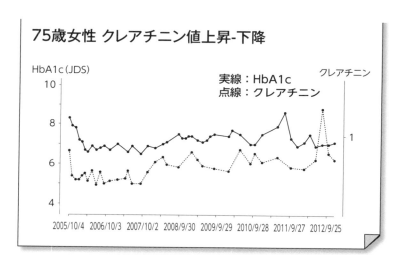

75歳女性 クレアチニン値上昇-下降

HbA1c(JDS)

実線：HbA1c
点線：クレアチニン

クレアチニン

2005/10/4　2006/10/3　2007/10/2　2008/9/30　2009/9/29　2010/9/28　2011/9/27　2012/9/25

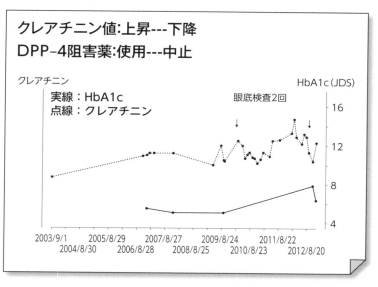

クレアチニン値:上昇---下降
DPP-4阻害薬:使用---中止

クレアチニン

実線：HbA1c
点線：クレアチニン

眼底検査2回

HbA1c(JDS)

2003/9/1　　2005/8/29　　2007/8/27　　2009/8/24　　2011/8/22
　　2004/8/30　　2006/8/28　　2008/8/25　　2010/8/23　　2012/8/20

眼底の変化（眼底出血）
2010 年 HbA1c12.0 ／ 2012 年 HbA1c10.5
DPP-4 阻害薬使用の弊害

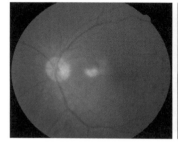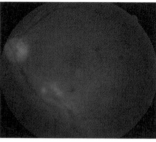

 GLP-1受容体作動薬のクレアチニンに対する影響は不明であった。しかし、やはりクレアチニン上昇をもたらす可能性が示唆されている。最近、白内障手術を受けるため眼科医の要求に従って、HbA1c値を下げるために週1回のGLP-1受容体作動薬であるトルリシティを注射したところ、HbA1c値を7.1まで下げることができて、無事白内障手術を終えた症例があった。一方、クレアチニン上昇が見られたので、手術終了後トルリシティは中止となった。

この後、再びHbA1c値は上昇するのであるが、クレアチニン値は、低下してきている。

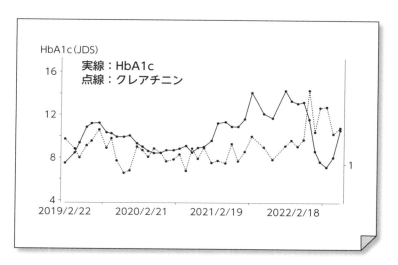

HbA1c (JDS)

実線：HbA1c
点線：クレアチニン

論爺は、低インスリン療法では合併症が出ないことに、どうやって気づいたのですか？

2011年頃、「糖尿病合併症について講演してくれませんか」との依頼を受けたことがあったのだが、その時にそれまでの院内事例を振り返っていたら、糖尿病合併症（特に腎機能低下症）の自験例が存在しないことに気づいたのじゃ。定説では、高血糖が合併症をもたらすとされている。もちろん、わたしの患者さんのなかにも糖質制限が不十分だったりで、それなりに高血糖の人もいる。しかし、誰一人腎機能が悪化していないのじゃ。

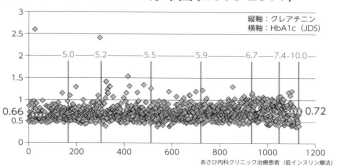

クレアチニン－HbA1c分布図（2006-2011）

縦軸：クレアチニン
横軸：HbA1c（JDS）

あさひ内科クリニック治療患者（低インスリン療法）

HbA1c5.9（JDS）を境にして、
＜5.9（非糖尿病）：クレアチニン平均値は 0.66
＞5.9（糖尿病域）：クレアチニン平均値は 0.72
（糖尿病域）の全例がクレアチニン 1.5 に届かず、透析に移行しそうな
患者は皆無である

わたしの行う糖尿病治療では、たとえ高血糖値が十分に改善されなくとも、クレアチニン上昇となる腎機能低下に至る症例が存在していない。低インスリン療法では、高血糖でも腎機能障害とならない。これはなぜか？

先の話を思い起こせば、線虫による研究において、インスリンシグナルは酸化ストレス耐性を弱め、老化を促進することがわかりましたよね。ということは、**高**

インスリン療法は臓器障害を促進し、低インスリン療法では臓器保護となるのかも?

プロローグを思い出してみると、インスリンが哺乳類の寿命を縮めていることにつながる。ACCORD試験*の結果も説明できることになる。この試験では、血糖値目標を低くするほど臓器障害が高頻度となった。血糖値をより下げようとインスリンが過剰となったものと推測できる。こうして、糖尿病合併症は高インスリンによりもたらされているとの仮説を立てたのじゃ。

*ACCORD試験 (Action to Control Cardiovascular Risk in Diabetes):
　厳格に血糖コントロールを行い、HbA1cを正常域まで下げると大血管症予防につながるかどうかを検討する試験。この試験では、心血管疾患の高リスクの糖尿病患者を対象に、目標HbA1c値を、「強化療法群は6.0％以下」「標準療法群は7.0〜7.9％」と2群に分けて調査。調査の途中で、強化療法群の死亡率が標準療法群のそれより高かったという結果が判明し、この調査を中止するという驚くべき発表がなされた。

糖尿病体質は、老化防止という自己防御システムを備えた不老長寿系なのかもしれないですね。

臓器障害への流れ

非糖尿病体質（メタボ親父）

血糖（＋）→インスリン（＋）→活性酸素（＋）→臓器障害（＋）

：非糖尿病体質における糖質摂取からの流れ

糖尿病体質（インスリン抵抗性あり）

血糖（＋～＋＋）---インスリン（－）→活性酸素（－）→臓器障害（－）

：未治療糖尿病体質は本来臓器障害を生じにくいと考えられる

糖尿病でない場合、インスリン値が高くなるのは、糖質を摂取する場合のみである。糖質を取りすぎる人は、高インスリン-活性酸素増加―臓器障害となる。糖尿病の人は、糖質を摂取すれば血糖が高くなるわけだが、インスリンの作用が足りないので、上の流れはインスリンのところで遮断される。つまり、本当は臓器障害を起こしにくい体質のはずである。痩せ型糖尿病患者（インスリン作用不足）は、老化防止の生理的自己防御システムを備えた進化系ということになるはずである。

糖尿病体質は、老化防止の自己防御システムを備えた不老長寿系というけれど、糖尿病患者は平均より10年ぐらい寿命が短いともいわれているのでは？

それは、糖尿病専門医が高インスリン治療を行うからだと考えておる。低インスリン療法を受けているわたしの患者で、不老長寿を感じさせる症例があるのじゃ。88歳の男性患者なのであるが、彼の十八番は、アカペラで歌う黒田節。実に見事に歌いこなすのじゃよ。

ここで、高インスリン療法と低インスリン療法の違いを整理してみよう。

糖尿病は、インスリンの働きが悪い、インスリンが足りないと診断して、体内インスリン濃度を上げることに目が向けられてきた。しかし実は、**インスリン濃度を上げることにより臓器障害を引き起こすことになっていた**わけである。

当院では、糖質制限を指示するがために、インスリン濃度を上げることはできなかった。危険な低血糖を避けるためじゃ。その結果、臓器障害を抑えることができていると理解できる。

治療法の違い（仮説）

高インスリン療法

血糖（＋－〜＋）←インスリン（＋＋）→活性酸素（＋＋）
→臓器障害（＋＋）

：SU剤投与、インスリン注射治療患者

血糖（＋－）←インスリン（＋＋＋）→活性酸素（＋＋＋）
→臓器障害（＋＋＋）

：ACCORD試験の逆説的結果

糖質摂取（＋＋）→インスリン（＋＋）→活性酸素（＋＋）
→臓器障害（＋＋）

：DPP-4阻害薬投与患者

低インスリン療法

血糖（－）---インスリン（－）→活性酸素（－）
→臓器障害（－）

：当院の糖質制限を守る糖尿病患者

血糖（＋〜＋＋）---インスリン（－）→活性酸素（－）
→臓器障害（－）

：当院の糖質制限を守らない糖尿病患者

まさに「定説は真実とは限らない！」　血糖値を下げ
ることを治療目標とするのが定説。平均血糖値であ
るHbA1cを下げれば、合併症は出現しないと考え
ているけれど、**HbA1cを下げようとしてインス
リンを使うほど合併症が増えてしまう**という、悲
しいけど厳然たる事実を論爺は指摘しているんです
ね。

インスリンを使うほど合併症（臓器障害）が増えてし
まうという、逆説的な真実に気づかなければならん。
逆に、**低インスリン治療を行う当院の患者さ
んにおいては、高血糖値が持続するにもか
かわらず、クレアチニンの値はむしろ低下傾
向を示す症例が、数多く存在する**のじゃ。

POINT！

糖尿病体質なら血糖値と臓器障害は相関しない

定説

血糖値180mg/dl以上は臓器障害

真実（観測事実）

糖尿病患者は高血糖でも臓器障害にならない

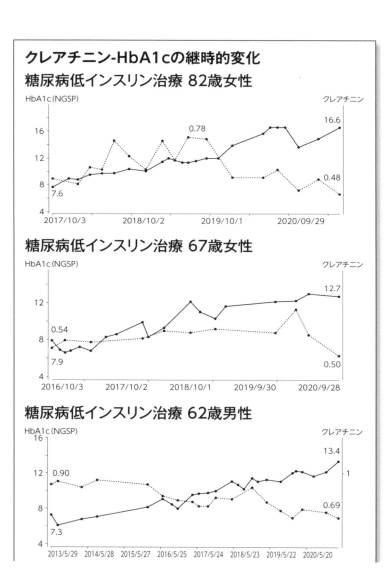

糖尿病低インスリン治療 70歳男性

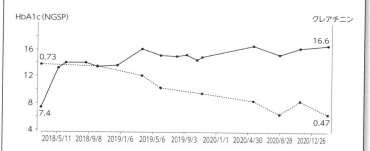

糖尿病低インスリン治療 68歳女性

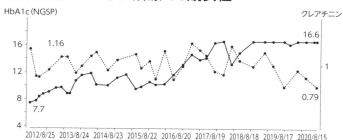

糖尿病低インスリン治療 70歳男性

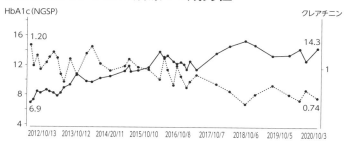

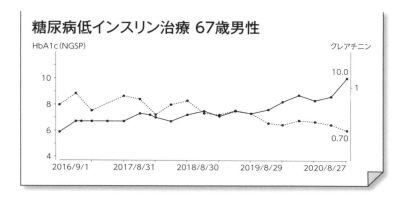

糖尿病低インスリン治療 67歳男性

話を整理してみると、**血糖値とは無関係に、体内インスリン値を上げないと腎機能障害が起こらない（観測事実）**。この命題は真だね。この対偶をとると、**糖尿病患者において腎機能障害が起こるのは、体内インスリン値を上げるから**である。

糖尿病合併症は動脈硬化促進であり、高インスリン療法によりもたらされる。これがわたしの仮説の結論じゃ。

ものすごい仮説が導かれたことになりますね。真実なら大問題だ。実際の症例を見てみたいという気持ちを抑えられないよ！

それでは、実際の症例を一緒に見てみようではないか。その前に、糖尿病合併症について説明してくれるかな?

糖尿病の三大合併症は、「し・め・じ」。**神経の障害（糖尿病神経障害）、眼の障害（糖尿病網膜症）、腎臓の障害（糖尿病腎症）**です。

「糖尿病神経障害」は、**高血糖により手足の神経に異常をきたし、足の先や裏、手の指に痛みやしびれなどの感覚異常が現れる合併症**です。これらは、手袋や靴下で覆われる部分に、"左右対称"に現れる特徴があります。痛みが慢性化する場合や、進行して知覚が低下した結果、足潰瘍や足壊疽となる患者さんもいます。

「糖尿病網膜症」は、**眼の網膜にある非常に細い血管がむしばまれていく合併症**。進行してしまうと失明に至ります。糖尿病網膜症は、自覚症状がないまま進行していきますので、早期発見と進行予防・治療のために、年に1回以上眼底検査を行うことが必要です。

「糖尿病腎症」は、**腎臓にある非常に細い血管がむしばまれていく合併症**です。進行すると、老廃物を尿として排泄する腎臓の機能が失われてしまうため、最終的に透析治療を要することになります。この合併症も自覚症状がないまま進行していくので、早期発見のためには、定期的に腎臓の機能を検査する必要があります。

ふむ。

また、糖尿病は動脈硬化の原因となり、心臓病や脳卒中を引き起こします。特に、食後の高血糖が動脈硬化を進行させることが知られています。動脈硬化を抑えるためには、糖尿病に加え、高血圧、脂質異常症、肥満をしっかり管理することが大切。これら4つの生活習慣病が合併すると、動脈硬化の進行が加速し、心臓病や脳卒中を起こす危険が一段と高まるので、これら4つの生活習慣病は**「死の四重奏」**と呼ばれています。

ありがとう。**神経障害以外の合併症の本質は、動脈硬化促進がその大元にあり、それ**

は高血糖によるものではなく、高インスリンにより酸化ストレスの亢進を経由して生じるものであるというのが、ここまでの考察で得られた真実ということになる。

下の写真は、以前高インスリン療法を受けていた患者さんで、当時はレーザー治療を必要とする網膜症を発症していたという症例じゃ。

糖尿病合併症は防げる

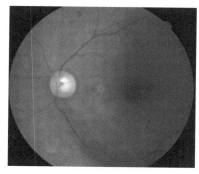

この眼底写真の患者さんは、6年以上前に、当院へ転院された方。この眼底写真は非常に奇妙で、レーザー治療の痕跡はあるが、糖尿病網膜症の所見がまったくない。以前の治療では発症していた網膜症が、わたしの治療法では発症しないことを示している (HbA1c：11.8 (2014.6.7)–16.6 (2019.9.11))

これは、論爺の低インスリン療法を受けるようになってからは、網膜症が改善し、約5年経った今ではまったく網膜症がなくなってしまったということを証明する1枚ですね。HbA1cが11.8から16.6になってい

ることにも注意が必要ですね。**低インスリンにすれば、高血糖でも網膜症はどんどん消滅に向かうという**ことも証明しています。

 さて、Kくんは糖尿病患者に、ガイドラインによる高インスリン療法を行えるかな?

 とんでもない! いかにガイドラインとはいえ、僕にはそれに従う勇気はありませんね。

 わたしは、ガイドラインによる高インスリン療法をいまだに続ける糖尿病専門医の未来を憂慮しておる。治療を行う医師の治療内容にこそ合併症の根本原因がある。これが証明された時に、わたしはガイドラインに従っただけだから責任はない、と言い張れるかどうかじゃ。

Chapter 1

糖尿病合併症の話

インスリン注射×網膜症の患者さんの場合

さて、まずは下の図を見てほしい。患者さんにも話を聞いてみよう。

インスリン療法を中止した網膜症患者の症例

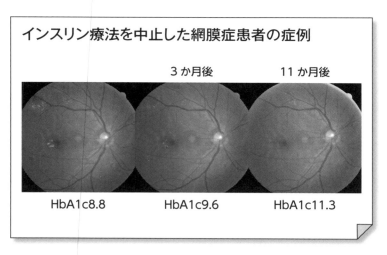

	3か月後	11か月後
HbA1c8.8	HbA1c9.6	HbA1c11.3

インスリンをやめたこの患者さんでは、3か月後、11か月後と網膜症は改善している。しかし時間の経過とともに、HbA1cは8.8、9.6、11.3と悪化している。高血糖でも網膜症が改善しているのじゃ。

インスリン注射をしているのですが、右目が見えにくくなってきました。「合併症の原因はインスリンにある」とのご説を目にしてやってきたのですが……。

わたしの情報提供が役に立ってうれしいですね。2型糖尿病ですから、ご自身のインスリン分泌があります。注射は即刻中止してみてください。

11か月後

網膜症がすっかり軽快し、視力も戻りました！　これで通院は終了していいでしょうか?

ええ、眼底写真を見ると、大丈夫だと思います。

まさに、糖尿病網膜症も高インスリンによる薬害なのか。患者さんの責任ではないんですね。インスリン注射をやめて、むしろ**血糖値が上昇していることも、高血糖が糖尿病合併症の原因という定説の間違いを証明している**ことになりますね。

自己インスリン分泌がある2型糖尿病患者へのインスリン注射は、業務上過失傷害といっても過言ではない。わたしが厚生労働大臣なら、2型糖尿病患者へのインスリン注射は保険適用から外すよ。これにより医療費は年間数兆円の節約にもなるしね。

同じ治療を受けても、糖尿病合併症の発症には個人差があるように感じますよ。

インスリンの毒性に対する感受性には個人差があるのは確かなようじゃ。

あっという間に視力が
低下した患者さんの場合

 次の患者さんは、2018年3月26日が初診。BS(血糖値):270、HbA1c:9.2、157/102、72/min 98.2kg。急速な視力の低下を自覚した。東京からわざわざ受診されたのだが、その後は低インスリン治療とあわせて動脈硬化治療を受け、4年が経過。失明のリスクと背中合わせだったが、なんとか視力を取り戻せそうな状況となってきたのじゃ。

2022年5月28日時点で、BS:115、HbA1c:6.5、140/85、68/min 88kg。眼底写真は、2020年12月29日と、それから1年半後の2022年5月28日じゃ。

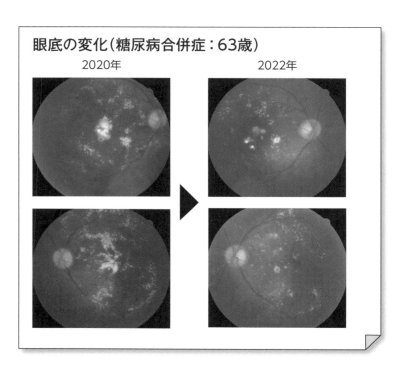

眼底の変化（糖尿病合併症：63歳）

2020年　　　　　　　　2022年

糖尿病と診断されてインスリン注射を勧められ、短期間のうちに目が見えなくなってきました。それから治療をしていただいて、最近ようやく少しずつ視力が戻りつつあるのを実感しています。

両眼とも黄斑部に分厚そうな白斑がありますね。これでは視力低下となるでしょうね。この方はまさにイ

ンスリンの毒性に対する感受性が高い印象ですね。回復しつつあるとはいえ時間もかかっていますし。

たしかに時間がかかっている。糖尿病に対しては低インスリン療法に切り替え、詳細は後の節で紹介することになるが、動脈硬化治療も行っている。この症例は糖尿病網膜症の深刻さを証明しておる。

合併症を生み出す医師には、絶対になりたくないな。

それはとても大事なことじゃ。**合併症を生み出す原因を止めることができれば、生命体の修復能力を引き出すことができる。**合併症を治せる医師になることができるのだよ。

論爺の教えを守ってがんばりますよ!

あらためて、糖尿病合併症とは高インスリン治療によりもたらされる動脈硬化促進である。すごく大事なことだが、**糖尿病合併症とは糖尿病に合併するものではない。糖尿病治療によりもたらされ**

**る薬害で、原因が明らかなのだから、予防と
治療が可能**なのじゃ。

糖尿病合併症の予防の第一は低インスリン療法。そして、糖尿病合併症の治療となると、動脈硬化治療が必要となるのでは……？　でも、動脈硬化治療なんて、聞いたことがありませんよ！

しかし、実はわたしは動脈硬化治療を発見していると自負している。次は、動脈硬化治療に話を進めてみよう。

わたしが話しているのは、単に「高インスリン療法を低インスリン療法に変えよう」というだけの話ではない。もっと積極的に、「動脈硬化の予防」さらには、「動脈硬化の治療」へと話は展開していく。この話は、日本人の三大死因である、脳血管疾患、心疾患の予防へとつながる高血圧症の本質的な治療法の話でもあることを忘れてはならない。

これは、糖尿病合併症に悩む患者さん達の救済につながる話なのですね。

糖尿病合併症の論理

●糖尿病合併症は高血糖によるものではなく、高インスリン療法によるものである。その本質は、動脈硬化促進である

●動脈硬化の促進により、拡張期血圧は上昇。その終末像は、動脈閉塞性疾患となる

●本来、糖尿病体質は不老長寿体質

●低インスリン療法は、糖尿病合併症を起こさない

●糖尿病合併症の予防治療は、低インスリン療法＋動脈硬化治療

●動脈硬化治療ができれば、拡張期血圧低下、動脈閉塞は予防可能

高血圧症の根本治療は?

 いよいよ、高血圧症の根本治療、すなわち動脈硬化治療の話に進もう。

 動脈硬化治療ができるのなら、動脈硬化終末像の予防につながることになる。そして、三大死因の一つとされる、脳血管障害、虚血性心疾患の予防にもつながるのかな?

 まずは「高血圧の本体は?」というテーマがある。さて、医学部教育では、高血圧はどのように把握されているかな?

 高血圧の9割は本態性高血圧であると教えられる。本態性高血圧という言葉の意味は、原因不明の高血圧ということらしい。

 わたしも医学生の時、「本態性高血圧であるとはどういう意味ですか?」と教授に質問したものだ。教授

は、「何をバカな質問をするのか」といった感じで、「本態性とか、特発性とか、医学部教育でよく出てくる言葉の意味は、"原因不明"という意味なのである」と教えてくれた。

それで納得したのですか？

その時のわたしの感想は、「ん？　原因不明？　科学においてはあり得ない！　医学は科学であることを放棄しているのか？」というものだったよ。

僕も原因不明が多すぎるし、何か変だなと思っている。

これは、意図的に真実を隠蔽するような説明としか思えない。少し考えれば、動脈硬化による動脈内腔の狭窄が高血圧の原因となることは、容易に想定できる。

治療は、原因に対するものでなければなりません。

その通り。したがって、動脈硬化治療ができれば、高血圧の9割は本質的な治療ができることになるはずだ。

一般的には、年齢が進むと高血圧患者の割合が増加する。年齢が進むと動脈硬化が進むことになるわけだが、さて、動脈硬化はなぜ進むのか?──実は、動脈硬化促進のメカニズムは、ある程度わかっているのじゃ。

動脈硬化→内腔狭窄→血管閉塞

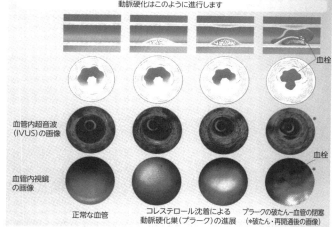

動脈硬化はこのように進行します

血栓

血管内超音波
(IVUS)の画像

血栓

血管内視鏡
の画像

正常な血管　　　　コレステロール沈着による　　プラークの破たん－血管の閉塞
　　　　　　　　動脈硬化巣（プラーク）の進展　　（＊破たん・再開通後の画像）

POINT！

心血管リスク（動脈閉塞リスク）

動脈硬化→閉塞（老化）

この危険性を心血管リスクと呼んでいる

動脈硬化は、超悪玉コレステロールに活性酸素が加わると急速
に進展する

善玉コレステロール（HDL）はこれを防ぐ

心血管リスク∝　　活性酸素　×　sdLDL（超悪玉コレステロール）　/　HDL

なるほど、動脈硬化が進むにつれて動脈内腔は狭くなるのですから、血液が流れる抵抗が増すことになる。その結果、血流を維持するには、血圧は上昇せざるを得ないというわけですね。さらに動脈硬化進展リスク、すなわち心血管リスクは方程式のように表現できるのですね。

POINT !

心血管リスクの方程式

＝活性酸素　×　sdLDL（超悪玉コレステロール）　/　HDL

そうなのじゃ。ではKくん、この方程式を解いてみないかい？　この方程式は広く知られているが、不思議なことに、この方程式を解こうという話は誰もしないのじゃ。

では僕が、高校数学で習う因数分解の要領でこの方程式を解いてみることにします。

心血管リスク(動脈閉塞リスク)

活性酸素 × sdLDL(超悪玉コレステロール) / HDL

：この式は、血管壁での事象を表す

活性酸素 × TG × (TC-HDL) / HDL

TG(中性脂肪) ∝ (血糖値*インスリン値)
活性酸素 ×血糖値×インスリン値×(TC-HDL)/HDL

sdLDLは、〈TG(中性脂肪)×(TC-HDL)〉に比例することは知られている。また、TG(中性脂肪)は〈血糖値×インスリン値〉に比例する。したがって、心血管リスクは〈活性酸素×TG×(TC-HDL)／HDL〉に比例することになり、さらに、〈活性酸素×血糖値×インスリン値×(TC-HDL)／HDL〉に比例することになる。

活性酸素は、インスリン高値で増加すること、またRAS(レニンアンジオテンシンシステム)の亢進で増加することが知られている。したがって、活性酸素は〈インスリン値＊RAS亢進〉に比例することになる。

①心血管リスク∝血糖値×インスリン値×イ

ンスリン値×（TC-HDL）×RAS亢進／HDL

となり、生活習慣の要素に変換できた。また、TG（中性脂肪）は（血糖値＊インスリン値）に比例することを使って、

②心血管リスク∝TG（中性脂肪）×（TC-HDL）×インスリン値×RAS亢進／ HDL

とも記述できる。

①を見ると、糖質過剰摂取や高インスリンが動脈硬化を強く促進することが示されていることがわかる。②を見ると、動脈硬化薬物治療として、中性脂肪低下薬＆コレステロール低下薬＆RAS抑制薬の組み合わせが有効であることが示されていることになる。

動脈硬化の治療（薬物）

1 心血管リスク∝血糖値×(インスリン値)^2×(TC-HDL)×RASの亢進 /HDL

：糖質制限を勧めて、コレステロール低下薬（クレストール＋ゼチーア）を飲んでもらう根拠

2 心血管リスク∝中性脂肪×(TC-HDL)×インスリン値×RASの亢進/HDL

：糖質制限を勧めるものの、実行できないかもしれないと考えて（メタボな人たち）、（リピディル＋ゼチーア）を処方する根拠

RASの亢進に対して、2年前は、ARBが中心であった
最近は、積極的に抗アルドステロン薬を使用

動脈硬化の薬物治療
- リピディル（パルモディア）
- エゼチミブ
- ARB＋抗アルドステロン薬＋ドキサゾシン

高血圧症のなかには、副腎皮質あるいは副腎髄質からのホルモン分泌過剰に由来する二次性高血圧が、1割程度は存在する。それらの病態では、＋抗アルドステロン薬（セララやミネブロ）、あるいは＋アドレナリンα1受容体の選択的遮断薬（ドキサゾシン）が追加されているのが実際の処方となっている。実際の処方においては、カルシウム拮抗薬が追加される場合もあり、この処方による実際の治療成績は、まさに目を見張る結果をもたらしてくれているのですね。

 ふむ。このような考え方から、論爺の動脈硬化治療は生まれたわけだ。

 ただ、専門医による高血圧治療ガイドラインに基づく高血圧治療とは、かなり違いますね。高血圧治療ガイドラインに従わなくて大丈夫なのですか？

 わたしの同級生の循環器内科の専門医も、ガイドラインに従うのが当然であり、何かまずい結果になって訴えられたら大変なことになるよ、と心配してくれていた。しかし、科学の力は偉大で非常に信頼できるものであることは、治療結果が証明してくれているのじゃ。

専門医による治療の流れ

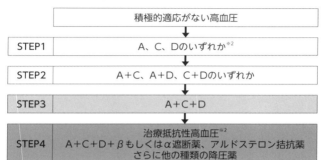

	積極的適応がない高血圧
STEP1	A、C、Dのいずれか[※2]
STEP2	A＋C、A＋D、C＋Dのいずれか
STEP3	A＋C＋D
STEP4	治療抵抗性高血圧[※2] A＋C＋D＋βもしくはα遮断薬、アルドステロン拮抗薬 さらに他の種類の降圧薬

第一選択薬	A：ARB、ACE阻害薬 C：Ca拮抗薬 D：サイアザイド系利尿薬、サイアザイド類似薬

※1　高齢者では常用量の1/2から開始、1～3か月の間隔で増量
※2　「高血圧治療ガイドライン2014」第5章5節を参照

専門医による治療の実態

[日本の高血圧人口]
（20代～70代）
4,300万人

日本人の約1/3
出典：高血圧治療ガイドライン2019

脳や心臓の
血管トラブルで
亡くなる人

日本人の1/4
出典：厚生労働省　平成27年人口動態統計

一般的な専門医の使用薬剤の第一選択薬には、理論医学における動脈硬化治療薬の基本となる中性脂肪低下薬とコレステロール低下薬が含まれていない。理論医学の見地からいうと、これでは動脈硬化治療にはならないことになる。動脈硬化の進展を抑えることができないのので、時間の経過とともに、冠動脈や脳動脈の閉塞性疾患の発症を目にすることになるわけだ。

彼らの示すデータでは、日本の高血圧人口は4,300万人、日本人の約3分の1とされている。そして、脳や心臓の血管トラブルで亡くなる人は日本人の約4分の1（約3000万人）、すなわち、およそ70％（3000/4300）の高血圧患者さんが将来的に脳や心臓の血管トラブルで亡くなるということになる。逆に救済された患者さんの割合は、30％という計算じゃ。これが専門医による高血圧治療の実態である。

それでは、理論医学に基づく高血圧治療の成績はどうか？　ここで、具体的な動脈硬化治療の実態をお見せしよう。

当院の高血圧治療の実態

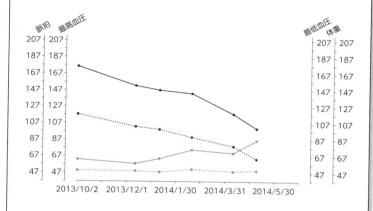

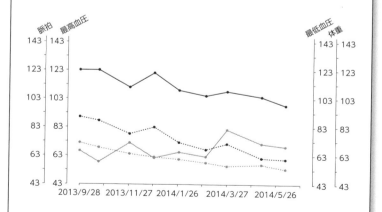

当院の高血圧治療の実態

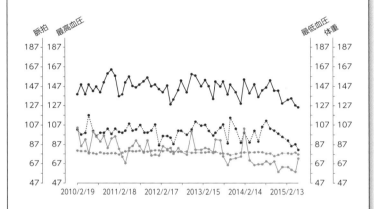

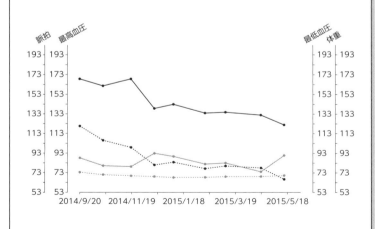

65ページの下図の症例と、66ページの上図の症例は、同一である。油断すると再び高血圧になるものの、治療継続で改善している。

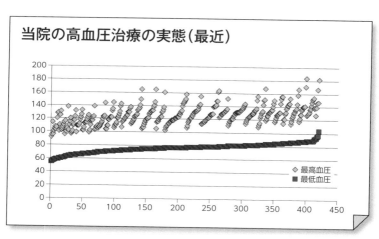

当院の高血圧治療の実態（最近）

凡例:
◇ 最高血圧
■ 最低血圧

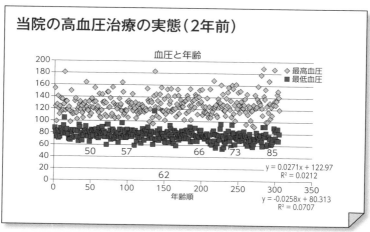

当院の高血圧治療の実態（2年前）

血圧と年齢

凡例:
◇ 最高血圧
■ 最低血圧

$y = 0.0271x + 122.97$
$R^2 = 0.0212$

$y = -0.0258x + 80.313$
$R^2 = 0.0707$

年齢順

動脈硬化改善とともに緩やかに血圧が下がっていく様が観察されているが、理論医学に基づく高血圧治療の実態は、このように極めて好成績なのだ。

血圧は年齢とともに高くなり、高齢者では高血圧治療に反応しにくいというのが一般論だが、当院の患者さんたちは、年齢に関係なく降圧が得られておる。これも動脈硬化治療の特徴じゃ。

それと、彼らの標準的な高血圧治療の少し見えにくい問題点を懸念している。それは、ガイドラインの高血圧治療薬にサイアザイド系の利尿剤を推奨していることである。

この利尿剤を使うと反応性に脳下垂体後葉からのバゾプレッシンの分泌亢進を誘導するリスクがある。これが心不全に繋がるリスクがあると思う。わたしの治療薬には原則、サイアザイド系利尿剤は含まれない。その代わりに抗アルドステロン薬を使用するべきだと考えておる。これなら、心不全につながるリスクは確実に軽減できるはずじゃ。

インスリン治療を受けていた
糖尿病患者の場合

この患者さんは、糖尿病治療としてインスリン注射を受けていた。右総腸骨動脈と冠動脈にステントが挿入されている。この患者さんは日立市で納豆を作っている菊水食品の社長さんだが、当時は両足に軽い壊疽があり、右下肢動脈の血行障害もあって車椅子生活を送っていた。

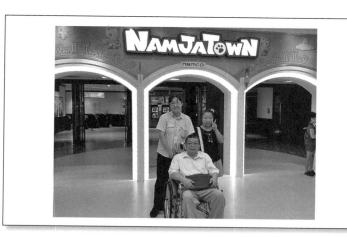

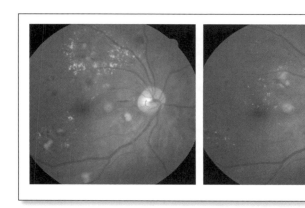

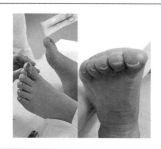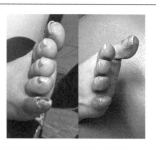

低インスリン療法、動脈硬化治療を行うと、眼底所見、両足先ともに顕著な改善を得ることができました。わたしは自分のことを、低インスリン治療＆動脈硬化治療により救済された「歩くエビデンス」だと考えています。

壊疽が劇的に改善した症例（3週間）

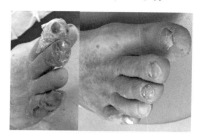

 この患者さんとはまた別な症例だが、壊疽で足の切断を宣告された患者さんも、湿潤療法、低インスリン療法、動脈硬化治療により切断を免れることができた。

 まさに、論爺の理論医学の強力な証明症例ですね！冠動脈の虚血発作、下肢閉塞性動脈硬化症による発作も完全に抑えられている。

次の症例を見てみよう。糖尿病に対する「高インスリン治療」を受けていた症例で、2015年に心筋梗塞で救急搬送された。その際にバイパス手術を受けていたが、心不全で入退院を繰り返す状態。その状態からの脱出を願って、2017年4月24日に当院の門を叩いた方である。通院2年半後の2019年11月13日の心臓の造影CTでは、3本の冠動脈には顕著な石灰化が見られ、2本のバイパス血管も描出された。現在はバイパス血管が心筋への血液供給の役割を果たしていないようじゃ。石灰化の顕著な3本の冠動脈が心筋への血液供給を行っていることがわかるからだ。理論医学に基づく高血圧治療の後は心不全症状が出現したことはない。2020年4月14日の血液検査においては、心不全の指標とされるNT-proBNPの値は、なんと45。心不全症状が出るはずがない。心電図検査でも「正常範囲」という所見じゃ。通常、心筋梗塞の既往がある方はほぼ必ずというほど「陳旧性心筋梗塞」になるものなのである。この患者さんは現在も通院してもらっているが、2018年と2022年の胸部写真の比較でも、心陰影が小さくなっていることが観察される。

冠動脈血流が劇的に改善した症例（通院2年半後のCT）

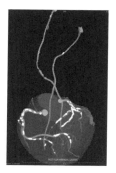

2015 年に心筋梗塞で救急搬送
その後心不全で入退院を繰り返す

検査項目	基準値	単位	20-11-05 (0…	20-10-22 (0…	20-04-14 (0…	20-01-04 (0…	19-11-12 (00…
便 Hb 定量 LA1	(-)		(-)				(-)
便 Hb 定量 LA2	(-)		(-)				(-)
白血球数	3900-9800	/μL	5500		6500		5900
赤血球数	427-570	万/μL	509		539		506
ヘモグロビン	13.5-17.6	g/dL	15.7		16.7		15.6
ヘマトクリット	39.8-51.8	%	46.5		48.3		46.1
血小板数	13.0-36.9	万/μL	17.1		18.6		19.5
MCV	83-102	fL	91		90		91
MCH	28.0-34.6	pg	30.8		31.0		30.8
MCHC	31.6-36.6	%	33.8		34.6		33.8
総蛋白	6.7-8.3	g/dL			8.3		
アルブミン	3.8-5.3	g/dL			5.0		
CK	50-250	U/L			78		
AST（GOT）	10-40	U/L	23		21		25
ALT（GPT）	5-45	U/L	15		14		15
LD	115-245	U/L			174		
ALP	110-360	U/L			188		
γ-GT	75[2]	U/L	20		19		14
アミラーゼ（血清）	37-125	U/L			93		
クレアチニン	0.61-1.04	mg/dL	0.76		0.81		0.90
尿酸	3.7-7.0	mg/dL			5.6		
尿素窒素	8-22	mg/dL			18		
HbA1c (NGSP)	4.6-6.2	%	10.1	10.0	9.9	7.8	8.6
中性脂肪	35-149	mg/dL	75		301		78
総コレステロール	130-219	mg/dL			229		
HDL コレステロール	40-86	mg/dL	70		73		67
LDL コレステロール	70-139	mg/dL	130		117		104
ナトリウム	135-147	mEq/L			135		
カリウム	3.6-5.0	mEq/L			5.1		
クロール	98-108	mEq/L			95		
カルシウム	8.6-10.1	mg/dL			9.2		
無機リン	2.5-4.6	mg/dL			3.5		
総ビリルビン	0.2-1.1	mg/dL			0.4		
NT-proBNP	125[2]	pg/mL			45		
PSA（前立腺特異抗原）	4.00[2]	ng/mL	2.14				

冠動脈血流が劇的に改善した症例（通院4年）

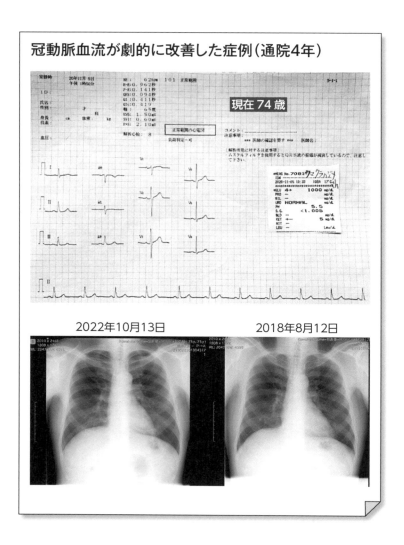

現在 74 歳

2022年10月13日　　　　　　　　2018年8月12日

ステント留置や血管バイパス術を行っても再狭窄する症例があるけれど、なるほど動脈硬化治療は全血管を若返らせるようなものだから、再狭窄の強力な予防策となっているようですね。

 次は、動脈硬化治療こそが、冠動脈虚血性疾患の根本治療であることを証明する症例じゃ。

この患者さんは17年前に冠動脈に1本ステント、12年前に3本ともに99％狭窄でバイパス手術を受けている。糖尿病はないがメタボリックシンドロームで、食べる速度が速く、食事量が多い。そこで、12年前からご飯の量を減らしはじめ、今は糖質を減らしている。初診時には最高血圧は153、最低血圧95、脈拍77、体重は81.7kgであった。しかし3年後の造影CT検査では、最高血圧125、最低血圧82、脈拍81、体重70kgとなったのじゃ。

動脈硬化治療の結果、現在は冠動脈には25％以上の有意の狭窄がないことが証明されている。

冠動脈血流が劇的に改善した症例（通院3年）

2019年6月初診時：
17年前に冠動脈に1本ステント。
12年前に3本ともに99％狭窄バイパス術。
糖尿病はないメタボリックシンドローム。
食べる速度が速く、食事量が多い。
12年前からご飯の量を減らし、今は糖質を減らしている。
最高血圧：153 最低血圧：95 脈拍：77 体重：81.7

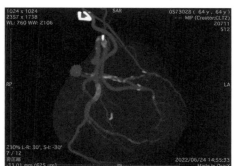

2022年6月27日
最高血圧：125
最低血圧：82
脈拍：81
体重：70
胸部CT 2022.6.28
心血管の狭窄なし

今回のCT検査の結果はとても安心できる内容で、うれしく思います。仮にですよ、ステントを入れたのちにこちらに通院するようになっていたとしたら、わたしはその後のバイパス手術を受けなくて済んだのではないでしょうか？

標準的な治療では再狭窄もやむを得ない印象ですが、論爺の理論医学に基づく治療では、再狭窄を予防するどころか心臓の全血管の血流が回復するようなので、バイパス手術を受けずに済んでいた可能性が高いでしょうね。

やはりそうですか？　この治療法が広まれば、救われる患者さんは数知れないですよね。

ここで少し考えていただきたいことがある。冠動脈血行障害の患者さんに対する治療法じゃ。

標準治療では、冠動脈の起始部あたりにステントが入れられる。そして、標準的な高血圧治療。抗血小板薬は必ず処方される。それでも少なからず再狭窄を起こす。そして、再狭窄に対するカテーテル治療が繰り返される。

わたしに言わせれば、**動脈硬化を治療しなければ、冠動脈血行障害は治療されたことにならない**。わたしの提唱する理論医学における高血圧治療は**「動脈硬化治療」**じゃ。心筋に酸素とエネルギーを供給するすべての動脈の血流を、正常に戻す治療なのじゃ。

治療結果を想像してみてほしいのだが、標準治療で

は、修復されるのはステントで広げられた部分だけ。理論医学治療と標準治療とは天と地ほどの差がある。

動脈硬化治療では、心筋の隅々まで血流が改善する。出血のリスクのある抗血小板薬は絶対に不要じゃ。わたしが行う「動脈硬化治療」においては、ステントを入れた人、バイパス術を行った人を含めてすべての方の血流が改善する。繰り返すが、**抗血小板薬は絶対に不要**なのじゃ。そして、誰一人、冠動脈血行障害を再発しない。さまざまな太さの動脈の血流が改善するのだから当然の結果といえる。

ここでKくん、脳の虚血性病変と頸動脈の関係についても考えてほしい。

内頸動脈にプラークによる高度の狭窄がある場合、その末梢である脳に分水嶺梗塞を生じることが知られている。この病態に対しては、内頸動脈にステントを入れて狭窄を解除する治療が行われている現状です。

それは必要十分な治療といえるかな？

内頸動脈にプラークによる高度の狭窄がある場合、当然、脳内のより細い動脈にも狭窄があるはずで、そのためにその最遠部である前大脳動脈、中大脳動脈、後大脳動脈の支配域の境界部に梗塞が生じるわけですね。したがって、内頸動脈だけを拡張させても、十分な治療とはなっていないでしょうね。

では、動脈硬化治療はどうじゃ？

内頸動脈から脳内動脈まで広範に、内腔の拡張が得られるわけだから、根本治療であり、必要十分な治療ですね。

最近の症例を供覧してみよう。当院の初診は2020年9月8日。受診に至る経緯としては、まず2018年10月29日に、職場で呂律が回らなくなった。当時は2型糖尿病に対する高インスリン治療を受けていたそうだ。左内頸動脈に高度の狭窄が認められている。

下の画像は、2022年1月18日の脳MRI（磁気共鳴画像装置）と、2023年1月17日の脳造影CTの血管像じゃ。左内頸動脈の狭窄は残っているが、脳実質にはほとんど異常がないことがわかる。

動脈硬化治療の真髄

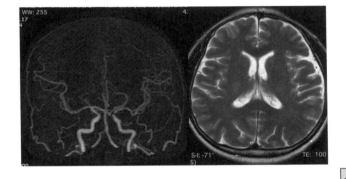

 それでは、次にビンスワンガー病について考えてみよう。

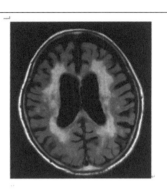

ビンスワンガー病は血管性認知症の一つで、脳に広範囲に広がる白質病変を特徴としますが、白質病変は脳の深部で気づかれずに起こった血流低下や小さな脳梗塞、出血で、磁気共鳴画像装置（MRI）のFLAIR像で見ると白色領域として描出されます。したがって、これこそまさに動脈硬化治療が有効な病態だと思う。早期に動脈硬化治療を開始すれば、病変の進行を食い止めたり、発症を予防できるはずです。

動脈硬化治療を高血圧患者に行うわたしの患者には、この病気は基本的に存在しないのだよ。

たしかに、論爺の外来患者さんは、90歳を超えた人でも、明らかな認知症に見える人がいませんね。

 あらためて、**糖尿病治療における大原則は、合併症を起こさないことである**。したがって、低インスリン療法が基本となる。**合併症の予防と治療の観点からは、動脈硬化進展の予防と動脈硬化治療が必要となる**といえる。

POINT!

糖尿病合併症予防治療の論理
：低インスリン療法＋動脈硬化治療
●動脈硬化を治療すれば拡張期血圧は下がる
●動脈硬化を治療すれば動脈閉塞性疾患は減少する

動脈硬化薬物治療
1：中性脂肪低下薬（リピディル）
2：コレステロール低下薬（ゼチーア）
3：RASの低下薬（ARB＋抗アルドステロン薬）
4：ときにドキサゾシン（α遮断薬）追加

動脈硬化治療は
心不全治療にもつながる

高血圧患者に対して動脈硬化治療を行う当院では、2012年以降、心不全症状が悪化する症例はなく、NT-proBNPは改善する症例が大部分じゃ。

心不全はあまり一般には知られていないかもしれないけど、我々医療提供側にとっては、難治疾患に分類されていると思いますよ。**心不全の患者さんの予後は不良であるといわれ、心不全と診断されてから5年で約50％の死亡率**と考えられています。

5年生存率50％となると、心不全はがんにも匹敵する難治疾患ともいえる。実際、がんのように緩和ケアの対象と考えている医師もいるほどじゃ。

理論医学を基にした治療を行っている患者さんに心不全症状悪化症例がないというのは、症例数の問題があるかもしれないけれど、すごいことですよ。

心不全の根本原因が動脈硬化だとすると、容易に説明できるのだ。わたしの動脈硬化治療が確立した2012年以降、実際に心不全悪化症例を目にしていないし、大部分の症例でBNPやNT-proBNPが改善している。

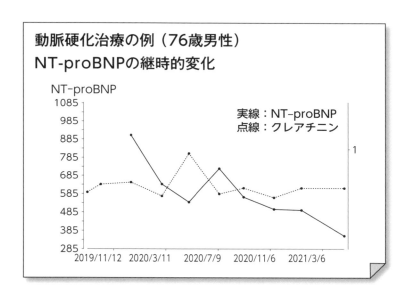

動脈硬化治療の例（76歳男性）
NT-proBNPの継時的変化

NT-proBNP

実線：NT–proBNP
点線：クレアチニン

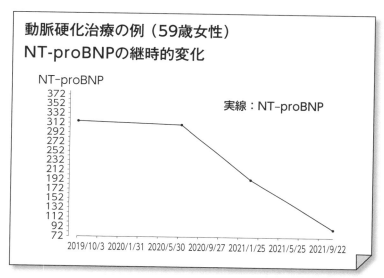

動脈硬化治療の例（59歳女性）
NT-proBNPの継時的変化

実線：NT-proBNP

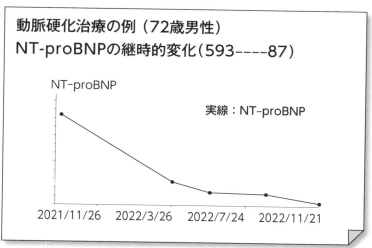

動脈硬化治療の例（72歳男性）
NT-proBNPの継時的変化（593----87）

実線：NT-proBNP

より重症の心不全例の経過も見てみよう。
98歳男性、動脈硬化治療症例じゃ。胸部写真では、心拡大の改善、右胸水の消失が認められる。自覚症状も改善が顕著じゃ。NT-proBNPの値の変化は、右肩下がりに劇的に低下とはいかないが、以下の通り順調じゃ。

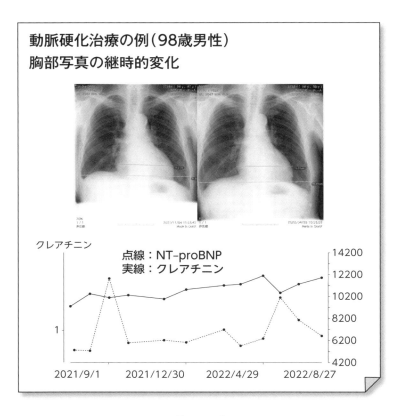

動脈硬化治療の例（98歳男性）
胸部写真の継時的変化

クレアチニン

点線：NT-proBNP
実線：クレアチニン

ほかにも症例があるのでしょうか？

 2013年時に72歳で、心筋梗塞の既往あり。冠動脈ステント植え込み状態、心房細動、心不全。2018年2月23日初診。通院して4年8か月が経過し、血圧：122/69、脈拍76/min、体重60.6kg。クレアチニンは2以上ではあるが横ばい。NT-proBNPも高値であるが横ばいじゃ。この症例も冠動脈の再狭窄を起こしていないことは付け加えるまでもないかな。

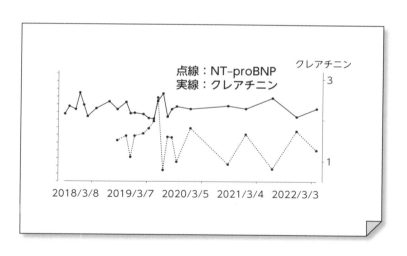

症例数は少ないでしょうけど、**理論医学を基にした治療では、心不全患者の予後は動脈硬化治療を確立してから、過去10年間での死亡率が0％に限りなく近い**ということになります。動脈硬化治療が血管を若返らせる治療だとすると、心不全が悪化することなく改善していくのも当然なのかもしれないけれど、これってすごいことですよ。

動脈硬化治療が当たり前になった時に、明らかになるだろうね。

ここ10年間、糖尿病合併症はほぼゼロ。心筋梗塞や脳梗塞や脳出血もほぼゼロ。心不全の悪化症例もほぼゼロ。これらの結果を支える根本は動脈硬化治療ということになるのでは？

あくまでも統計データではあるが、心疾患の死亡率は全国平均166.6。福島県が211.0なのに対し、郡山市は145.6。また、脳血管疾患の死亡率は、全国平均85.2、福島県119.0となっているが、郡山市は90.9。我田引水といわれそうじゃが、理論医学を基にした治療の成績が貢献している可能性は大いにある。

●心疾患の死亡率

全国平均166.6　福島県211.0（8）　滋賀県144.8（42）

郡山市145.6　福島市168.0　いわき市230.4

●脳血管疾患の死亡率

全国平均85.2　福島県119.0（9）　岐阜県91.0（33）

郡山市90.9　福島市92.7　いわき市111.7

●悪性新生物の死亡率

全国平均306.6　福島県344.1（14）　千葉県284（41）

郡山市280.8　福島市314.5　いわき市333.1

自己免疫疾患治療

 論爺にサポートいただいて、すごく勉強になっていますよ。世界というか、視野が何倍にも広がった感じがします。糖尿病に対する低インスリン療法、高血圧に対する脈硬化治療、どれも目から鱗です。

 対症療法を治療だと考えているからいかんのだ。根本の原因をどうにかせんと、治るはずはないのだから。わたしの治療は、病気に対してきちんとしたロジックをもって対応する「理論医学」だからな。

 これまで教えてもらってきた症例以外にも、理論医学の成果はあるのですか?

 もちろんじゃ。聞いたら驚くかもしれんが、バセドウ病が半年で治癒に至ったケースがある。せっかくなので、自己免疫疾患に対するアプローチを伝授することにしよう。

自己免疫疾患。多くが難病指定になっていて、自己免疫がその原因であることは解明されつつあるけれど、治療にはステロイド剤や免疫抑制剤が使われたりしていますね。自己免疫疾患にはさまざまなものがありますが、特に知られているのが、バセドウ病、関節リウマチ、橋本甲状腺炎、1型糖尿病、全身性エリテマトーデス、血管炎など。自己免疫性と考えられているその他の疾患には、アジソン病、多発性筋炎、シェーグレン症候群、進行性の全身性強皮症、多くの糸球体腎炎（腎臓の炎症）、一部の不妊症などがありますよね。

脱毛や再生不良性貧血、白斑症など、実に多くの慢性疾患がある。バセドウ病、橋本病など甲状腺疾患は、わたしの出身講座の諸先輩の功績により、病因となる自己抗体の定量的な測定が可能となっている。バセドウ病はTSAb。橋本病は抗TPO抗体。こうした自己抗体の定量的測定は、病気の診断、治癒判定として使えることを意味する。

難病と呼ばれている病気ですよ！　それが半年で治るなんて、にわかには信じがたいです。自己免疫疾患系の病気は原因も治療法もよくわかっていないも

のが多いですし。

ちなみに、バセドウ病は甲状腺刺激抗体により、甲状腺が腫大し、甲状腺ホルモン産生量が増加して代謝が亢進し、頻脈になり、痩せる病気です。バセドウ病の一般的な治療法は、甲状腺ホルモンの産生を抑えるメルカゾールという薬の内服です。場合によっては、外科的切除、放射線治療も選択されていて、なかなか短期間で治すことはできない疾患ですよ。

理論医学の治療戦略は、自己抗体値を低下させることにある。バセドウ病なら、刺激抗体であるTSAbの値を低下させることこそ根本治療となる。

そんなこと、簡単にできるとは思えませんよ。

視野を広げて考えなければならない。自己抗体がなぜできるのかを考える必要がある。ヒントは**予防接種（ワクチン）**じゃ。ワクチンは、疾患の原因となる抗原に対する中和抗体を効率良く作成させることを目的としているけれど、具体的にはどういうことになるかな？

単純に抗原を注射しても十分な抗体は産生されず、アジュバントが必要であることが経験的に知られています。アジュバントには、アルミニウム塩、水－油系エマルジョン、リポソームなどがありますね。

その連想から、少し無理筋かもしれないと思いつつ、自己抗体産生に至る仮説を用意した。

POINT!

自己免疫疾患の成り立ち（仮説）
予防接種:抗原＋アジュバント
糖質過剰摂取（高インスリン）
活性酸素➡自己組織の破壊

自己抗原＋アジュバント
自己免疫の成立

予防接種には、抗原のほかにアジュバントの存在が必要とされている。抗体産生量を確保するためじゃ。これからの連想により、自己抗体の産生には自己抗原＋アジュバントの存在が必要であろうと理解できる。そしてこのアジュバントは、糖質過剰摂取に伴う高インスリン、その結果としての活性酸素の増加によ

る自己組織の破壊によって、自己組織がアジュバントとしての役割を果たすのではないかと仮定される。**「自己抗原＋自己組織の破壊（アジュバント）→自己免疫の成立」**。こうして産生された自己抗原に対する抗体が、自己免疫疾患の根本原因ではないかという仮説が導かれるのである。

POINT！

自己免疫疾患の治療

1 糖質制限（低インスリン）

活性酸素↓➡自己組織の破壊↓

2 自己抗体産生抑制（アイピーディ）

『薬に頼らず血糖値を下げる方法』（アチーブメント出版）の著者である水野雅登先生からの情報では、1日6錠にすると有効症例ありとのこと

したがって、自己免疫疾患の治療の考え方は、自己免疫の成立の阻止と自己抗体産生抑制を目指すものになる。**自己免疫成立阻止は、糖質制限（低インスリン）じゃ。**これにより、**活性酸素の低下から自己組織の破壊を抑えよう**という考えなのだ。

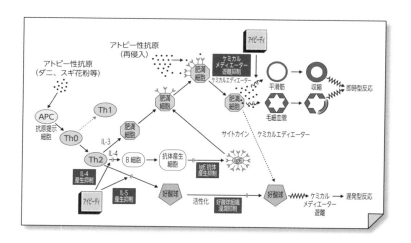

現状では、自己抗体産生抑制に対してはアイピーディ（IPD）という特効薬に期待する。抗体産生を抑えたり、アレルギー反応に関係するIgE抗体の産生を抑えたり、好酸球組織浸潤抑制作用のある薬じゃ。

なるほど！

バセドウ病に関していえば、糖質制限を指示する。そのうえで、アイピーディ100mg・2カプセルずつを朝夕2回、頻脈をコントロールするためビソプロロールフマル酸塩錠2.5mg・1錠を朝食後、メルカゾール

錠5mgは、通常1日6錠投与から始まるが、わたしは1錠を朝食後、それぞれ30日分を処方して、経過を見ることにしている。そうすると、半年後には自己抗体（TSAb）の値が800台から100台、あるいは1300台から200台へと劇的に下がり、甲状腺機能が正常化した。TSAbが正常値に下がるということは、甲状腺を刺激していた抗体がなくなったことを意味する。以後は再発予防のために糖質制限をしっかり守るように指示している。

バセドウ病患者の多くは、何年もメルカゾールを飲んでいるようなのに、とても少量で済んでいますね。それにしても、こんなに効果が出たのでは、たしかに難病とは呼べないですね。患者さんにはとてもうれしい話ですよ！

治療が長引くと、甲状腺腫大が顕著となったり、眼球突出も起こってきたりするからね。

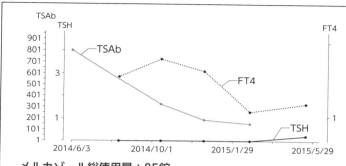

メルカゾール総使用量：85錠

1 IPDカプセル100mg 4 Cap
　分2、朝夕食後服用2×30日分
2 ビゾプロロールフマル酸塩錠2.5mg 1錠
　分1、朝食後服用1×30日分
3 メルカゾール錠5mg 1錠
　分1、朝食後服用1×30日分

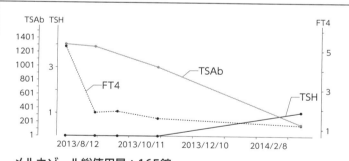

メルカゾール総使用量：165錠

1 ビゾプロロールフマル酸塩錠2.5mg 1錠
　分1、朝食後服用1x 30日分
2 IPDカプセル100mg 4 Cap
　分2、朝夕食後服用2x 30日分
3 メルカゾール錠5mg 1錠
　分1、朝食後服用1x 30日分

ほかの自己免疫疾患でも、効果を発揮したことはあるんですか?

特発性間質性肺炎じゃな。これも難病指定を受けている。

肺にある肺胞壁が厚くなって呼吸が困難になる病気ですね。肺移植の必要にも迫られる厄介なもので、原因不明とされていますよね。

この特発性間質性肺炎の標準治療は、ステロイドパルス療法などが一般的だが、理論医学では厳重糖質制限とアイピーディカプセルの内服を行った。最近ではビタミンC10gの点滴も併用しているが、経過は良好。疾患活動性のバイオマーカーとして有用性のあるKL-6の数値もかなり改善されている。

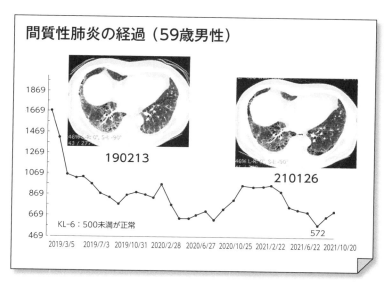

間質性肺炎の経過（59歳男性）

190213

210126

KL-6：500未満が正常

572

2019/3/5　2019/7/3　2019/10/31　2020/2/28　2020/6/27　2020/10/25　2021/2/22　2021/6/22　2021/10/20

どの症例も、治療法は糖質制限とアイピーディカプセルの内服が基本となっているんですか？

その通り。**自己免疫疾患の治療には糖質制限（低インスリン）で活性酸素を減少させることで自己組織の破壊を抑え、自己抗体産生の抑制としてアイピーディカプセルを服用することが極めて効果的**といえよう。

ほかにも、脱毛症や白斑症、再生不良性貧血、アルドステロン症、副腎髄質機能亢進症といった症例にも効果を期待できそうじゃな。

自己免疫疾患として、糖質制限＋アイピーディ内服で治療したアルドステロン症の血圧変化

1：2020 年 10 月 12 日： 155/103、73/min → 131/79、79/min
2：2020 年 11 月 14 日： 137/93、74/min → 128/84、74/min
3：2020 年 11 月 20 日： 138/99、95/min → 121/86、80/min
4：2020 年 11 月 24 日： 177/115、95/min → 149/88、84/min
5：2020 年 11 月 27 日： 149/96、70/min → 135/81、85/min
6：2020 年 10 月 9 日　： 143/88、71/min → 128/82、77/min
7：2020 年 10 月 5 日　： 199/109、164/103、61/min → 128/82、
　　　　　　　　　　　　　77/min
8：2020 年 12 月 15 日： 167/100、62/min/
　　→ 136/88、88/min
9：2020 年 10 月 2 日： 197/135、94/min
　　→ 2020 年 12 月 30 日：153/97
10：2020 年 7 月 11 日…176/101・2021 年 1 月 6 日→ 133/81
11：2020 年 9 月 28 日： 173/116、76/min
　　→ 2021 年 1 月 18 日：155/102、81/min
12：2021 年 1 月 27 日：212/118、114/min → 127/87、85/min

副腎髄質機能亢進症

1：2019 年 8 月 3 日〜： 180/110 → 126/80
2：2020 年 9 月 5 日〜： 182/103 → 126/80
3：2019 年 12 月 27 日〜： 170/97 → 114/67
4：2020 年 12 月 1 日〜： 157/100 → 137/75（ドキサゾシン 4mg）
5：2021 年 1 月 21 日〜： 148/94 → 143/89

そのほかの自己免疫疾患治療例も見てみよう。標準治療で使われるステロイドは使用しない。基本は糖質制限。アイピーディ併用もある。

症例・関節リウマチ（30歳くらいから発症）

【初診時（2021.6.15）】

MMP-3：100くらい、CRP：0.5くらい

【その後】

MMP-3：77.4—34.4—30.3（22.8.18）と順調に低下

CRP：0.21.0.06.0.05.0.08（22.8.18）とこれも順調に推移

関節痛の消失はもちろんのこと、関節の腫脹や変形も改善している。

症例・悪性関節リウマチ（50歳くらいから発症）

【概要】

古い症例であるが、改善させることができた症例。

初診：2006.12.9

中学校の同級生から、『わたしの友人がひどいリウマチで、ステロイドや免疫抑制剤を使ってもまったくと言っていいほど改善せず、悪くなる一方でとても困っているのだけれど、なんとかなりませんか？』と相談を受けた症例。改善できる自信はまったくなかったのであるが、わたしの方法を試していただくことになった。

具体的な方法は、厳重な糖質制限。ビタミンC＆E内服。中国ではリウマチの保健薬との位置づけであるという黒蟻から作った錠剤。そしてアイピーディ。

最初は、リウマチ因子1230（0.0-15）CRP：13.24（0.0-0.3）

C1q結合免疫複合体7.3（0.0-2.9）—悪性関節リウマチの診断基準を満たす状態であった。しかし、下のグラフに示す通り、改善していったのである。いい結果が出てとても安堵したことを思い出す症例。最後のCRPの極端な低下は、アクティムラを使用したもの。

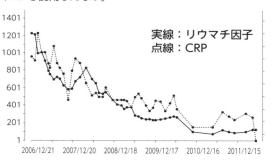

実線：リウマチ因子
点線：CRP

症例・原発性胆汁性肝硬変

（2007年より肝機能の値が高い）

【概要】

ウルソを飲んでいたが、効果は薄い。ステロイド治療は拒否していたとのこと。糖質制限は一応やっているという状態。2016年当時は、一時アイピーディ内服。その後当院への受診は中断し、2020年1月31日以降、受診再開。副腎髄質機能亢進症があり二次性高血圧でもあった。

【治療】

動脈硬化治療と1日1食および糖質制限の徹底を指示。

【結果】

グロブリンの低下とともに、肝機能の数字が改善。血圧も

157/99、78/minから94/58、71/minへと低下している。

検査項目名	基準値	単位	22-08-08(…	22-04-05(…	16-10-14(0…	16-08-01(0…	15-03-20(0…
白血球数	3500-9100	/μL	5100		4800	3800	5400
赤血球数	376-500	万/μL	421		453	424	420
ヘモグロビン	11.3-15.2	g/dL	12.7		11.6	6.8	7.6
ヘマトクリット	33.4-44.9	%	39.1		37.7	26.9	27.1
血小板数	13.0-36.9	万/μL	20.3		18.4	24.4	26.9
MCV	79-100	fL	93		83	63	65
MCH	26.3-34.3	pg	30.2		25.6	16.0	18.1
MCHC	30.7-36.6	%	32.5		30.8	25.3	28.0
総蛋白	6.7-8.3	g/dL	7.9	8.1	8.9	9.3	8.7
アルブミン	3.8-5.3	g/dL	4.3	4.3	3.7	3.8	3.9
CK	45-210	U/L	55	82	36	38	54
AST（GOT）	10-40	U/L	26	36	76	84	75
ALT（GPT）	5-45	U/L	18	37	89	110	120
LD/IFCC（乳酸脱水…	115-245	U/L			165	180	192
LD/IFCC（乳酸脱水…	115-245	U/L	163	181			
ALP	110-360	U/L			317	328	312
ALP/IFCC（アルカ…	38-113	U/L	59	71			
γ-GT	45²	U/L	92	108	135	138	169
アミラーゼ（血清）	37-135	U/L	78	83	83	82	79
クレアチニン	0.47-0.79	mg/dL	0.54	0.49	0.42	0.52	0.54
尿酸	2.5-7.0	mg/dL	4.8	3.7	3.0	3.3	3.2
尿素窒素	8-22	mg/dL	16	13	10	11	12
中性脂肪	35-149	mg/dL	57	96	75	84	68
総コレステロール	130-219	mg/dL	124	139	154	133	129
HDL コレステロール	40-96	mg/dL	49	50	55	48	48
LDL コレステロール	70-139	mg/dL	61	67	81	67	67
ナトリウム	135-147	mEq/L	139	138	138	140	137
カリウム	3.6-5.0	mEq/L	3.5	3.7	3.6	3.5	4.1
クロール	98-108	mEq/L	105	105	103	106	103
カルシウム	8.6-10.1	mg/dL	9.7	9.2	8.7	8.4	8.6
無機リン	2.5-4.6	mg/dL	3.0	3.3	3.5	3.1	2.9
鉄	40-170	μg/dL			36		
総ビリルビン	0.2-1.1	mg/dL	0.5	0.4	0.4	0.5	0.4
カテコールアミン…							
カテコールアミン…	100²	pg/mL		18			
カテコールアミン…	140-450	pg/mL		222			
カテコールアミン…	20²	pg/mL		26			
CRP 定量	0.00-0.30	mg/dL					0.17

わたしは2007年に原発性胆汁性肝硬変との診断を受けていて、肝機能は常に異常値でした。血圧も下がりにくかったのですが、今では肝機能も下がり、血圧なんか立ちくらみがするほどに下がっています。とても感謝しています。

この症例は、原発性胆汁性肝硬変、副腎髄質機能亢進症と、ともに自己免疫が絡み、難治症例となるのが当たり前だと思うのですが、アイピーディではなく、糖質制限が治癒に貢献していると考えられますね。

 病気が進行する原因を突き止め、そこにメスを入れると、生命体のもつ復元力というか自然治癒力が大きく働いているのだと感じるね。自己免疫疾患もそれを生み出す生活習慣があるのだと思う。そこを正すことにより、生命体の神秘ともいえる自然治癒力により、難病といわれる病態から抜け出せるという具合じゃ。

POINT!

自己免疫疾患の治療

1糖質制限（低インスリン）

活性酸素↓ ➡自己組織の破壊↓

2自己抗体産生抑制（アイピーディ）

水野雅登先生からの情報では、1日6錠にすると有効症例ありとのこと

リウマチ、脱毛症、白斑症、腎炎
再生不良性貧血　アルドステロン症

理論医学はあくまでもその原因に迫ろうとしている
印象です。それでこそ満足のいく治療結果が得られ
るという手応えを感じています。

次は、理論医学から見たがん治療の話を聞かせて
くれるんですね！

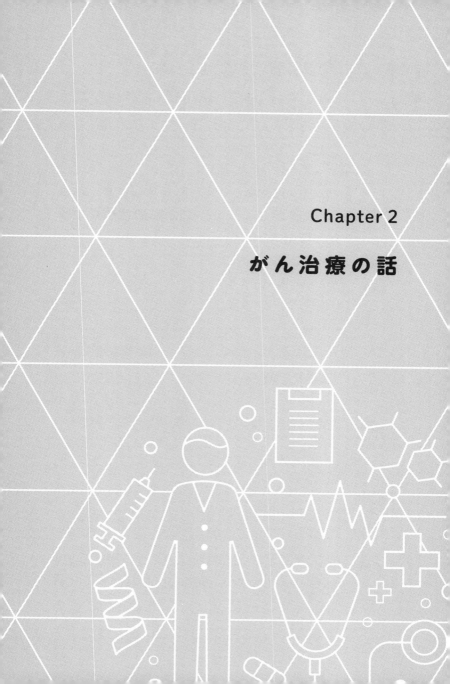

Chapter 2

がん治療の話

「がんの本質」から「がん治療の根本」を考える

 そもそもの話、がんとは何か？ がんは間違いなく自分の細胞でもある。それでは、**がんの仕事はいったい何だろうか？**

 がんの仕事だって？

 がんは自分が作るものなのだから、必要な理由があるとは考えられないじゃろうか？

 つまり、がんは必要があって作られるということ？

 がんは種類を問わず、PETで診断できる。それはなぜじゃ？

 ブドウ糖を大量に細胞内へ取り込むことが知られていて、PETにおいては、細胞内へ取り込まれたFDG

（ブドウ糖類似物質）を検出しているからですよね。

では、がんは種類を問わずブドウ糖を取り込んで、いったい何をしているのじゃ？

ブドウ糖を取り込んで、ペントースリン酸回路を使って六炭糖から五炭糖にして、その五炭糖を核内に運んで核酸の原料として使っているらしい。そして、核酸を大量に複製して細胞分裂をすることにつなげている。そうか、**がんはブドウ糖を大量に取り込み素早く細胞分裂をしている**んだ！

それこそが、まさにがんの本質だとは思わないか？がんの仕事は、大量にブドウ糖を取り込み素早く細胞分裂をすることにほかならない。ずばり、**がんとは過剰糖質処理装置**なのじゃ。

過剰糖質処理装置？　脂肪組織だって糖質処理しているといえるのでは？

脂肪組織は、哺乳類が飢餓に備えるエネルギー源の備蓄として存在するものだ。基本的に哺乳類は、四季の存在する地球上で餌の不足する冬を乗り切

るために、秋までにしっかり過食して、過剰糖質を作り、それをインスリンの作用で中性脂肪に変換して体内に蓄えている。ただ、脂肪組織に変換できる量を超えた過剰糖質があると、がん組織を作ってそれを処理していると考えられるのではないか？

そういえば、がんは、人間に特有の病気である印象がありますね。

厳密にいえば、地球上に生息する哺乳類を見渡した時、がん組織を有するものは、現代人と餌を与えられる飼育動物に限られる。古代の人々や野生動物には、「がん」がまれなものであることに気づくことができるだろう。

現代の日本人は、二人に一人ががんを発症するという状態じゃ。こうした、がんを生み出し育てる背景に「糖質過剰摂取」があることに気づく必要がある。この真実に気づくと、がんの予防や治療に「糖質過剰摂取」の見直し、つまり「糖質制限」が有効なことは容易に想像できるだろう。

飢餓の心配のない現代日本人においては、「糖質過剰摂取」はまったく無意味なもの。つまり「糖質制

限」を目指してもなんら問題がない。糖質制限は理論医学におけるがん治療の大きな柱となる。

がん治療の原則を考えてみよう。がんは悪性腫瘍と呼ばれる。**「悪性」と呼ばれる本質的な理由は、細胞分裂による増殖が持続、つまりがん組織が増大し、正常組織の働きを阻害するから**だ。そして、増殖速度が速いほど悪性度も高いといえるので、そこを抑えることができれば、悪性度を低下させられることになる。悪性でなければ腫瘍の存在は許容できるはずだ。

したがって、**がん治療の本質は「がん組織の増殖抑制」**である。「がん組織の減量」ができるのなら、それに越したことはない。

POINT!

がん治療の大原則

1　寛解導入（腫瘍減量）
2　寛解維持（増殖抑制）

たしかに今のがん治療の基本は、体内に存在するがん細胞をいかにゼロにするかということを目指し

ているといえる。その目的のためには、患者さんに侵襲を加えることはやむを得ないと考えている。がん治療といえば、手術、抗がん剤、放射線治療の三大療法しか考えていない。がんはとても恐ろしいものだから、完全に消滅させることこそがん治療だと考えているね。

わたしが考える**がん治療の本質は、がん細胞の増殖抑制にある**のじゃ。それは、がんという悪性腫瘍を良性腫瘍にしてしまおうということでもある。もちろん、体内のがんはできることなら少ないほうがいいので、三大療法を否定しているわけではない。

だから、寛解導入と寛解維持に集約できるということなんですね。

寛解導入とは、PET検査における異常なしを目指すことであるともいえるのじゃ。

そして、その状態を維持できればいいということですね。

標準治療を行う医師たちの抱える最大の弱点は、寛解維持の方法を患者さんに指導できないところにあるとわたしは考えている。がんの三大治療を行い、経過を見る。再発したら抗がん剤治療。それでも抑制が効かないがん性疼痛には緩和ケア。この流れががん治療だと思い込んでいるようなのじゃ。

寛解維持こそががん治療の本質であると考えると、がんに対するアプローチや患者さんへの指導も根本的に変わってきそうですね。

理論医学における
がん治療の実際

 ところで、最近、いわゆる末期がんの患者さんから質問されたことがある。

 先生、わたしのがんは、なぜできたのでしょうか?

 とてもいい質問だと思います。わたしが思うに、がんを必要とする生活習慣だったのではないでしょうか? がんを必要としたのでご自身ががんをお作りになり、がんに必要な仕事をさせているのだと思います。だから今度は、がんが必要でない生活習慣にして、がんにお暇を出せばいいのではないでしょうか? 「今までお疲れさまでした」と。

 なるほど。とても腑に落ちます。思い当たることがたくさんあります。

この患者さんに伝えたように、自分で作ったがんなのだから、自分でなくすこともできるはずなのじゃ。

 理屈ではそうだとしても、そんな実例はあるのですか？

 実際のPET画像を見てみよう。自分で作ったがんを自分で消した症例じゃ。この症例の詳細は、後々のお楽しみとして、いろいろながん治療症例を具体的に見てみようではないか。

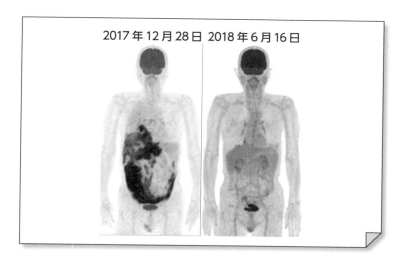

2017年12月28日　2018年6月16日

肺がん 糖尿病（70歳女性）

治療開始後速やかにPETの集積消失
腫瘍マーカー、HgbA1cの低下

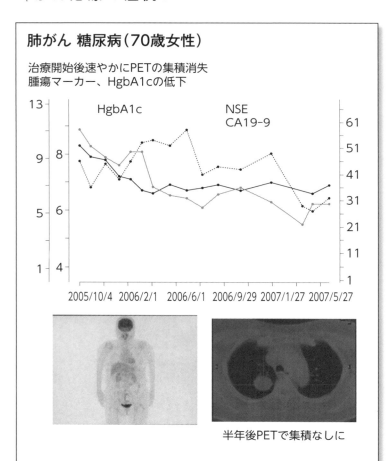

半年後PETで集積なしに

この患者さんは、糖質制限によって糖尿病の改善と肺がんの自然治癒が得られた症例じゃ。市の基幹病院で肺腺がんの確定診断を受け、手術を勧められたのだが、ご本人はどうしても手術をしたくないと言う。

糖尿病もあるので、とりあえず糖質制限をして、腫瘍マーカーを追いかけた。マーカーが低下傾向にあったのではあるが、糖質制限を6か月継続後、手術を勧める目的もあって、PET検査を行った。ところが、がん病巣への集積もなく腫瘍マーカーも安定していたので、外来で経過を見ることになり、現在に至っている。

この症例は、手術をして完治となるべき症例と誰しもが考えるだろう。実際、わたしも手術となるであろうと予想していた。しかし、半年間の糖質制限＆ピシバニール皮内注射により、PET検査上は腫瘤内にがん細胞の存在を指摘できない状態となった。つまり、寛解導入が成功したのである。したがって、患者さんのご希望通り、手術することなくがんの完治に至ったことになる。

「治癒切除可能なものは躊躇なく手術を勧める」
――これは今でも経験医学における標準治療の常識かもしれない。しかし、**理論医学では、侵襲の**

小さな治療法で完治するのなら、それは手術に優るのではないかと考えるのである。

この症例は、寛解維持を17年間できていることにもなりますね。

がん治療の症例2

では、そのような類似症例をほかにも提示してみよう。

わたしは、理論医学におけるがん治療を**「統合治療」**と呼ぶことにしている。

肺がんStageI?（58歳男性）

放射線治療後

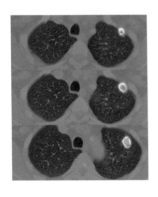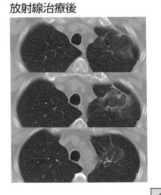

58歳男性の症例を見てみよう。図では、左上葉に根治切除できそうに見える腫瘍が認められる。しかし、放射線科医の目で見ると、胸壁への直接浸潤の可能性が残り、手術にはリスクが伴うので根治切除に準じた腫瘍への限局照射が選択された。

患者さんは、体にメスでの切開痕がない。このまま再発しなければ、理想的な治療法を選択したことになる。

この症例は、通常は切除術が第一選択にされるのだと思います。これで治るのなら、侵襲も少なく理想的です。しかしこの方法が評価され、一般に広まるのにはまだまだ時間がかかると思います。

肺がんStageI?（76歳男性）

放射線治療

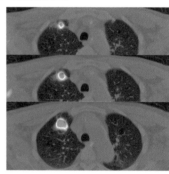

肺がんStageI?（76歳男性）

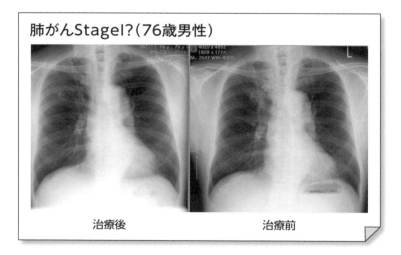

治療後　　　　　　　　　　　　　　治療前

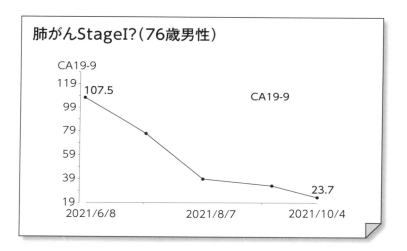

肺がんStageI?（76歳男性）

CA19-9

CA19-9

119	
99	107.5
79	
59	
39	
19	23.7

2021/6/8　　2021/8/7　　2021/10/4

76歳男性の症例じゃ。右上葉に孤立する腫瘍を認める。外科医から手術を勧められ、ご家族は手術療法を希望されるも、ご本人が手術をしない方法を切望。

放射線治療（陽子線治療）を選択。腫瘍マーカーは順調に低下するものの、9か月後、頸部リンパ節への転移と思われる病巣が見つかる。再度放射線治療が選択された。今後は、再発予防対策が重要となる症例である。

頸部リンパ節への転移は、手術していても生じたのかもしれませんが、手術との優劣の評価に関して

は、やはりまだまだ時間がかかるのではないでしょうか?

がん治療の症例4

肺がんStageI?（70歳男性）

放射線治療

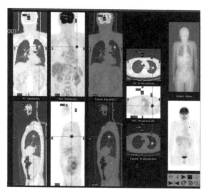

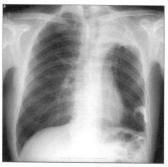

2021年5月18日

治療後 13 年

70歳男性の症例じゃ。左上葉の孤立性肺腫瘍に対して、手術ではなく陽子線照射を選択。ご本人の強い希望によるものだ。治療後13年の胸部写真において左上葉が無気肺となっているものの、ご本人は長距離走にも挑戦されている。いい経過となるのなら、必ずしも手術を必要としないということがわかるね。経験医学が幅を利かせる現在の医療の世界では、「切れるものは切ったほうがいい」、「放射線治療にはエビデンスがない」といった扱いだが、上記の症例が示すように、将来的には変化するはずだ。

というのも、手術と放射線治療のガチンコ勝負のデータは、実は存在していると思っている。我が京都大学の阿部光博先生が術中照射法を考案され、骨肉腫に適応されたデータがある。術中照射では、手術により病巣部をむき出しにする。そして高線量の電子線照射を行い、その後病巣部を摘出することなく、切開創を閉じるのだが、切除症例と術中照射症例の比較成績が出ているのだ。治療後の肺転移に明らかな差が出た。もちろん勝者は術中照射じゃ。

 「切れるものは切ったほうがいい」——これは、この世界では何度も耳にする言葉です。

わたしは、前立腺がん治療でも低侵襲を選択する。標準治療では、放射線治療後でも抗男性ホルモン治療継続を勧めるが、わたしは思い切って行わずに経過を見ることもある。当然、腫瘍マーカーが上昇すれば行わざるを得ないが、**可能な限り低侵襲で治療する**のだよ。

抗男性ホルモン治療は、男性にとって筋力の低下やEDといった、尊厳を損なわれるような状況になりかねない側面もありますからね。生きがいにも影響を与えかねない重大事です。

だから**理論医学におけるがん治療は、今流行りのQOLの向上に最高に適している**といえる。標準治療では、ステージの進んだがんの治療は、全身抗がん剤治療しか選択肢がない。ところが、抗がん剤治療は全身を痛めつけられる、非常にきつい治療じゃ。

がんよりも、抗がん剤に命を削られているような状況ですよね。あくまでも寛解維持が重要なのだから、寛解導入には極力低侵襲を目指すということですね。

最近では、前立腺がんに手術ではなく、陽子線照射を選択する患者さんが増えている。治療後、抗男性ホルモン治療をせずともPSAは低値に留まっている。標準治療では、放射線治療後でも抗男性ホルモン治療継続を勧められるが、理論医学においては思い切って抗男性ホルモン療法を行わずに経過を見てもらっている症例がある。

腫瘍マーカーが上昇するのであれば、抗男性ホルモン治療は再開せざるを得ない。しかし、抗男性ホルモン治療を行わなければ、ゴルフをしていても飛距離は落ちず、筋力低下がないことは、男性にとって生きがいにも影響を与えかねない重大事だ。とにかく低侵襲であることが大原則である。

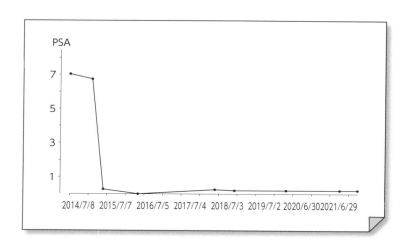

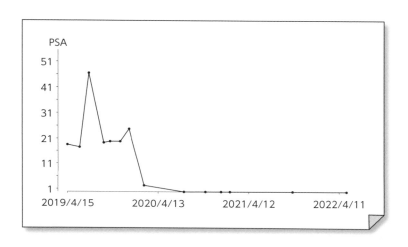

低侵襲のがん治療症例1

乳がん肺転移（73歳女性）
免疫療法＋途中から糖質制限

2003年10月まで
留置カテーテルによる
抗がん剤治療を受けていた

初診より5.5年後経過した
2009年のPET写真では、
転移巣には弱い集積あり、
現在も症状なし

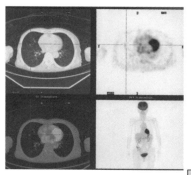

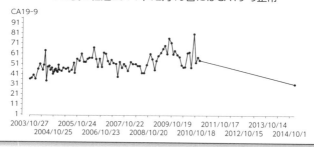

乳がん肺転移（73歳女性）
現在85歳

その後の経過2014年12月19日にはCA19-9正常

CA19-9

91
81
71
61
51
41
31
21
11

2003/10/27　　2005/10/24　　2007/10/22　　2009/10/19　　2011/10/17　　2013/10/14
　2004/10/25　　2006/10/23　　2008/10/20　　2010/10/18　　2012/10/15　　2014/10/1

当時73歳の女性の症例じゃ。2003年10月27日初診。乳がん手術後の肺転移病変に対して、上肢静脈内に留置されたカテーテルから定期的に抗がん剤投与がなされていた。髪の毛が抜けてきたことと爪が変形してきたことで、抗がん剤治療をやめたいと訴えられた。

当初の9か月は、ピシバニールのみの治療で、腫瘍マーカーの上昇を抑えられず、途中で気管支動脈からの抗がん剤注入も行っている。

その後、上昇気味であった腫瘍マーカーは、炭水化物の徹底した制限とともに横ばいとなり、一時的に上昇していた値も再度下がっている。この症例以降は、ピシバニール皮内注射＆糖質制限をがん患者

さんに勧めることになった。

抗がん剤を使わないがん治療の確立ですか。これでいい経過なのだから、患者さんにとってはとても意義深いものですね。

寛解維持は、がんが残っていても明らかな増殖をしなければいい。疼痛がないのならがんとの共存でもかまわないと考える寛容さも備えているのじゃ。

低侵襲のがん治療症例2

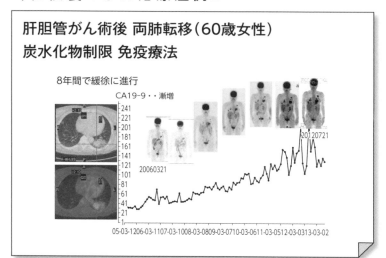

肝胆管がん術後 両肺転移（60歳女性）
炭水化物制限 免疫療法

8年間で緩徐に進行

CA19-9・・漸増

20060321　20120721

続いて、60歳女性の症例じゃ。2005年3月4日初診。両側肺野に多発性の転移病巣があり、PETでの集積の見られる腫瘍の周りには、すりガラス状の領域が見られるが、これは腫瘍を攻撃する免疫細胞の集積を見ているのではないかと推測される。

厳重糖質制限、ピシバニールによる免疫賦活を実施。7年経ち、腫瘍は少しずつ増大しているが、患者さんは痛みもなく、普通に生活できている。検尿所見では、ケトン体（4＋）が毎回見られる。

この症例からは、徹底した食事制限と免疫療法によって、がんとの共存状態で穏やかな経過に持ち込めることがあるとの貴重な経験が得られた。

さて、ここで今一度、理論医学におけるがん治療の真髄に触れてみたい。先に述べた通り、がんは患者さんが自分の体の中に作ったものだ。理論医学では、がんは必要があって作られたものと考える。

理論医学の仮説では、がんは過剰糖質を処理するために作られたものとしてますよね。

その通りじゃ。過剰糖質を処理する第一義のものは脂肪組織。それで間に合わない時に、がんを作って

過剰糖質を処理しているのだと。

だとすると、脂肪組織を作ることが苦手な体質の人は、過剰糖質処理装置としてがんを作りやすいのでは？

そのことは、少し考えれば容易に想像できるだろう。実際、若くしてがんにかかる人を思い起こせば、誰しも心当たりがあるのではないかな？　したがって、**理論医学におけるがん治療の真髄は、〝がんに糖質処理装置としての仕事をさせないこと〟になる**のじゃ。

だから、理論医学におけるがん治療では、糖質制限を患者さんに指示するんですね。標準的がん治療では、糖質制限を患者さんに指示することはない。

寛解維持に力を入れない標準治療は、がんの再発、そして抗がん剤治療で患者を苦しめ、緩和ケアにつなげるという悲劇を招いている。わたしは、糖質制限を指示しないがん治療では、うまくいくはずがないと考えておる。

がん治療の大原則

● 寛解維持

● がん細胞に増殖をさせない

がんの統合治療の実際

● 厳重糖質制限＋SGLT2阻害薬＋脂質摂取

● ピシバニール0.5KE皮内注射

● ビタミンC25g点滴（プチ断食）

● 積極的な筋肉運動

● 活性型甲状腺ホルモン正常化

理論医学におけるがん治療では、厳重糖質制限を患者さんに指示する。そして、SGLT2阻害薬は無駄な糖を尿中に排泄させるということなんでしょうが、夜に脂質摂取というのはどうしてですか？

脂質摂取が糖新生に抑制をかけることは、理論医学での仮説であり、脂質摂取を増やすことが、糖尿病患者における暁現象（深夜から明け方にかけて血糖値が上昇する現象のこと）の抑制として実証されておる。したがって、糖新生による血糖値の上昇を抑える目的で脂質の積極的な摂取を指導してい

るんじゃ。

ここで、糖質制限をするとしないのとでは、どれだけ差があるのかを証明する症例を供覧しよう。

糖質制限の有無による症状の差

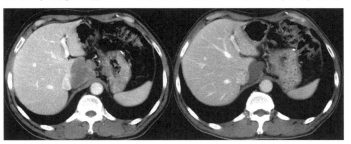

GIST:グリベック＋統合医療

2018年2月21日　　当時60歳　　2020年7月29日

グリベック3錠　　　　　グリベック1錠
糖質制限なし　　　　　糖質制限あり

GISTの特効薬であるグリベックを1日3錠内服している患者じゃ。2018年2月21日に撮影された腹部CT像では、肝尾状葉に接して下大静脈を圧迫する生きのいい腫瘍が描出されている。

同年7月から統合治療を開始。腫瘍が利用できるブ

ドウ糖を減らすために厳重糖質制限食へのシフト、尿に余剰の糖を排泄する糖尿病治療薬（SGLT2阻害薬）の内服、さらに糖新生に抑制をかけるべく、脂質の積極的な摂取を指導。その結果、グリベックの内服量を1日1錠に減じるものの、腫瘍は液状変性を伴い大きく縮小している。患者さんにおいては、内臓脂肪と皮下脂肪の顕著な減少もCT像で示されている。この症例では、その後、腫瘍は完全に増殖能力を失ってしまったようなCT像を示すことができる。

GIST:グリベック＋統合医療

2021年8月18日　　　現在62歳

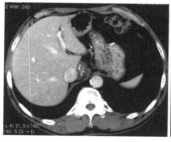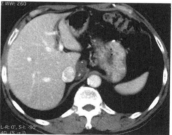

グリベック1錠
糖質制限は継続

1日おき内服

経験医学においては、ひたすら抗がん剤を投与しようとするのみである。

食事は好きなものを食べて良いと指導するらしい。「糖質制限を指導しない」のでは、患者さんは救済されようがない。

グリベックを3錠から1錠に減らしたのに腫瘍は縮小している。糖質制限をがん治療に導入するだけで、救済されるがん患者さんが多数存在することになりそうですよ。

ピシバニール0.5KEの大腿部皮内注射の有効性

がん治療における免疫の重要性は、昔から知られている。近年では、がん細胞が作る免疫抑制物質（PD-1）の存在が本庶佑先生により証明された。また、その作用を抑えることにより治療成績が向上することも証明されている。

ピシバニールによる免疫賦活も、エビデンスを示すことができるんですか？

実際のやり方は、136ページの図のようなものじゃ。繰り返す皮内注射に対する免疫細胞の反応により皮膚は着色している。この患者さんは、初診から5年近く通院されたのち、残念ながら肝転移病巣の悪化により永眠された。

免疫療法の実際

免疫賦活を期待して、
原則週1回ピシバニール0.5KEを両側大腿部皮内および、臍周囲あるいは鳩尾と左鎖骨上窩皮内に注射する。

51歳男性
2012年2月
　S状結腸がん手術
当初から肝転移あり
当院2012年7月初
診抗がん剤治療（＋）

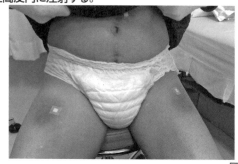

初診時から肝転移が存在していたとしたら、緩やかな進行だったといえるんじゃないかな。

ピシバニール皮内注射の有効性を示していると考えることができる症例は、次の通りじゃ。

ピシバニール皮内注射の有効性を示す症例

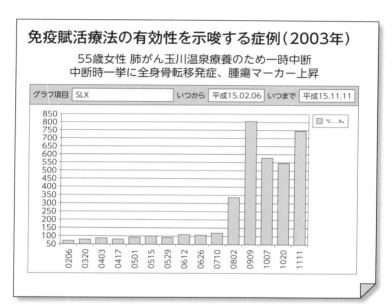

免疫賦活療法の有効性を示唆する症例（2003年）

55歳女性 肺がん玉川温泉療養のため一時中断
中断時一挙に全身骨転移発症、腫瘍マーカー上昇

| グラフ項目 | SLX | | いつから | 平成15.02.06 | いつまで | 平成15.11.11 |

この女性は55歳で、肺がんと診断された。原則週に1回両側大腿部＋αに皮内注射している。しかし、当初は思うように効果が出ず、徐々に上昇する腫瘍マーカーに不満を抱き、免疫療法を中断して玉川温泉に療養に行った。

3週間後、足を引きずり痛みに顔を歪めて戻ってきた。検査の結果、多発骨転移、脳転移、マーカー急

上昇。さらに1か月後のマーカーの上昇を見て、ピシバニール皮内注射を再開。すると、マーカーの上昇はコントロールできて、脳転移への治療も不要となった。

ピシバニール注射を中止したら急に悪化し、再開したら経過が落ち着いている。たしかにこの一例をもって、ピシバニール注射の有用性を証明しているといえますね。

高濃度ビタミンC点滴の効果

わたしとビタミンCとの出会いは、1985年頃に遡る。わたしは1981年に大学を卒業し、12月から1984年3月まで島根医科大学で放射線科医師として勤務した後、京都大学放射線科核医学科医員として、修業していた。

大学の近くの喫茶店で昼食を取っていた時に、とある週刊誌の記事に目が留まった。わたしの記憶が正確でないかもしれないが、ライナス・ポーリング博士というアメリカの化学者が、ビタミンCにがん患者の疼痛を緩和させる作用があることを突き止めたのだという。その量は1日10〜30gと記述されていたと記

憶している。

当時、わたしもがん患者の主治医を務めており、ビタミンCを1日5g点滴内に入れて投与してみた。500mgのアンプルを10個である。ただ、主観的には少し違うなと感じていた。しかしその後、病棟の看護師さんから、「先生の患者さんは痛みの訴えが少なくて、手がかからないですよ」と言われたのだ。

それから京都大学を離れ、1987年4月からは静岡県島田市にある市立島田市民病院に放射線科医師として勤務していた、そんなある日のこと。大学の後輩の内科研修医が、我々放射線科医師の画像診断室にやってきて、「胃がんの全身骨転移の女性患者さんですが、何をしても痛いと言ってご飯も食べられずに本当に困っている」とぼやいていたのだ。

「じゃあ、騙されたと思って、ビタミンC10gを点滴してごらんよ。ポーリング博士が、ビタミンCががん性疼痛に有効であるという報告をしているよ」と話すと、翌日また彼がやってきて、「患者さんが今朝から痛みをまったく訴えなくなりました」と驚いているではないか。そこでCTガイド下針生検でその患者さんの腰椎から微量の組織を採取し、病理検査科に送ったのである。いったい何が起こっているのかを調べ

ようとしたわけだね。

病理医師によると、「大量のがん細胞の死骸が骨の中に詰まっていた」とのこと。10gのビタミンCを一度点滴して一晩しか経っていないのに。おそらく何も食べられていなかった患者さんの体内で、ヘロヘロになっていたがん細胞にビタミンCを取り込ませることで、一気に死滅させることができたのだと思う。その後も患者さんの痛みは消えていた。一晩でこれほどの効果を出したことで、ビタミンCでのがん治療の可能性を強く意識することになったのである。

ビタミンC10gの点滴で一晩で痛みから解放されるなんて！　患者さんも、主治医も、論爺も、病理医もびっくりですね。

ビタミンCは抗酸化物質だが、がん細胞のなかに取り込まれると強い酸化作用をもつヒドロキシラジカルを誘導し、がん細胞を殺すとされている。ブドウ糖とビタミンCは構造が似ているため、がん細胞に取り込まれやすいのだ。より効率良くがん細胞に取り込ませるために、ミニ断食状態でビタミンC点滴を受けるように指導している。

そのエピソードはすごいですね。僕も、がん患者の治療にはぜひ取り入れたい戦術です。

 実際、現在では多くの医師ががん治療に取り入れていて、その治療効果も発表されているようじゃな。

筋肉運動の有効性

 論爺は、筋肉運動ががん治療に有効だと証明できると聞いたけど……？

 そうじゃ。これに関しては証明できるぞ。市立島田市民病院で放射線治療患者を診ていた時の話だが、その頃から、経過のいい患者さんたちは「朝晩散歩しています」という人が多いなと感じていた。積極的に登山を取り入れているがん患者さんの会もあるという。
理論医学においては、「積極的な筋肉運動」ががん患者さんに有効であるという証拠を示すことができる。

FDG-PET画像（ブドウ糖代謝イメージ）

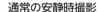

通常の安静時撮影　　　　　運動直後

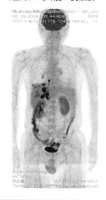
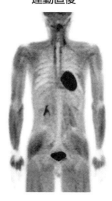

この画像は、がんの診断に使用するPET画像だ。FDG（ブドウ糖類似物質）を投与してその動きを見ているので、本質的にはブドウ糖代謝イメージを提供してくれている。

向かって左の画像は、通常のPET検査のもので、正常組織においては、脳、肝臓にFDG（ブドウ糖類似物質）が取り込まれ、利用されている様子がわかる。この一方で、心筋を含め骨格筋にはFDG（ブドウ糖類似物質）の集積はまったく見られない。エネルギー源として利用されていないからである。

向かって右の画像は、運動直後のPET検査画像に

なる。ＦＤＧ（ブドウ糖類似物質）は、心筋、骨格筋に強く取り込まれている。

つまり、心筋や骨格筋は、安静時にはブドウ糖を取り込んでエネルギー源とすることは難しい。逆に、運動をすれば筋肉に大量のブドウ糖を取り込ませて、エネルギー源として利用させることができることを証明している。よく体を動かす人たちのがんの治療経過が良好なことが納得できるだろう。

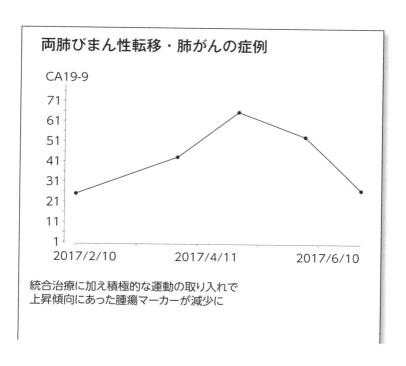

両肺びまん性転移・肺がんの症例

統合治療に加え積極的な運動の取り入れで
上昇傾向にあった腫瘍マーカーが減少に

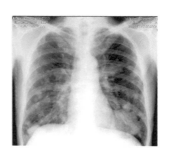

これは正直、驚きました。まさに筋肉運動ががん治療に有効だと証明できている。

活性型甲状腺ホルモン（ＦｒｅｅＴ３）の重要性

次に、甲状腺ホルモンのがん治療にまつわるエピソードを紹介しよう。わたしが甲状腺ホルモンの重要性に気づいたきっかけは、やはり患者さんからの示唆であった。

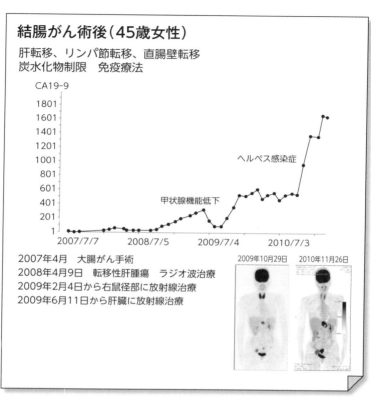

結腸がん術後（45歳女性）

肝転移、リンパ節転移、直腸壁転移
炭水化物制限　免疫療法

CA19-9

甲状腺機能低下

ヘルペス感染症

2007年4月　大腸がん手術
2008年4月9日　転移性肝腫瘍　ラジオ波治療
2009年2月4日から右鼠径部に放射線治療
2009年6月11日から肝臓に放射線治療

2009年10月29日　　2010年11月26日

この患者さんの経過のなかで、転移性肝腫瘍に対して
ラジオ波治療を行った後、いったん下がった腫瘍
マーカーが再上昇をきたした時、以前よりも上昇の
速度が速く、PET検査を行った際に橋本病の併発
に気づいた。

そして、ホルモン補充療法を行ったところ、腫瘍マー

カーの上昇がおさまった。この時に甲状腺ホルモン
の作用に思いが至ったのであった。その後、急速な
再上昇を認めたのであるが、これはヘルペスウイル
ス感染症によるものであった。

甲状腺ホルモンががん治療に関係するなんて、聞い
たことがないですよ。

わたしも聞いたことがないな（笑）。

活性型甲状腺ホルモン（FreeT3）について

甲状腺ホルモンは、タンパク合成のスイッチであり、
このホルモンは抗腫瘍免疫が働くために重要な役
割を担うものと推測している。その後は、がん患者の
治療にあたる際には、必ずFreeT3の値を調べるこ
ととなった。そして、これが重要なファクターであるこ
とを強く示唆する症例を供覧しよう。

活性型甲状腺ホルモン（F–T3）
- ●作用点は核内のDNA
- ●蛋白合成のスイッチ
- ●抗腫瘍免疫の要と考える

77歳男性

【症状】

肺腺がん　腹膜広範転移

【愁訴】

2017年12月　右きろく部痛

【抗がん剤治療】

2018年1月9日　1回のみ

CEA：50.8—41.7

CYFRA：21.0—7.0

抗がん剤治療は1回のみで、副作用が強くその後は拒否となった。原発巣（げんぱつそう）は右下葉肺がんであったが、横隔膜を越えて、骨転移を含む広範な転移病巣を形成していた。

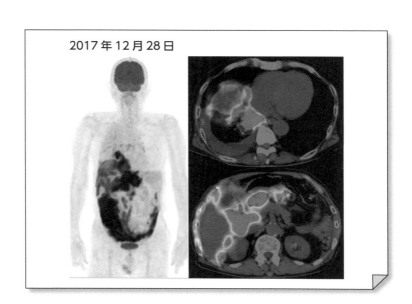

2017年12月28日

血液検査の結果、F–T3が1.7と低値であったため、チロナミン5mcgとチラーヂン25μgが投与された。1週間後には3.0に。その後、腫瘍マーカー、アミラーゼが顕著に低下。PETでは腫瘍への集積が大幅に減じるところとなった。

検査項目名	18-07-02(0	18-06-04(0	18-05-01(0	18-04-02(0	18-03-12(0	18-02-13(0	18-02-05(0	18-01-29(0
白血球数	5600	5600	5400	7400	7500	7500		2100
赤血球数	370	370	384	361	346	342		334
ヘモグロビン	11.2	10.9	11.4	10.6	9.9	9.6		9.1
ヘマトクリット	34.6	34.6	36.5	34.1	32.3	30.9		28.9
血小板数	24.4	21.6	22.1	24.3	24.5	40.4		25.8
MCV	94	94	95	95	93	90		87
MCH	30.3	29.5	29.7	29.4	28.6	28.1		27.2
MCHC	32.4	31.5	31.2	31.1	30.7	31.1		31.5
総蛋白	7.7	7.6	8.2	8.4	8.0	8.0		7.7
アルブミン	4.3	4.2	4.5	4.3	4.0	4.0		3.8
ZTT	19.2	15.8	19.1	24.9	24.7	25.1		22.8
CK	98	98	39	39	110	37		54
AST (GOT)	22	24	25	28	38	42		51
ALT (GPT)	17	16	19	17	16	17		19
LD	171	174	168	195	242	301		385
ALP	154	149	91	174	175	146		140
γ-GT	19	20	20	20	19	25		30
アミラーゼ (血清)	111	123	120	191	401	906		980
クレアチニン	0.93	0.77	0.84	0.80	0.80	0.82		0.98
尿酸	7.2	9.1	8.3	7.4	8.9	9.4		9.9
尿素窒素	34	41	26	38	37	27		29
HbA1c (NGSP)	5.5							5.5
総ケトン体	1193							
アセト酢酸	307							
3 ヒドロキシ酪酸	886							
中性脂肪	302	154	77	206	242	266		159
総コレステロール	246	252	271	232	227	247		217
HDL コレステロール	69	67	72	66	60	49		50
LDL コレステロール	144	159	174	137	132	156		127
ナトリウム	139	141	142	139	141	140		136
カリウム	4.7	4.6	4.3	4.4	5	4.8		5.1
クロール	104	105	104	100	103	102		100
カルシウム	9.2	8.7	9.4	9.1	8.8	9.1		8.6
無機リン	4.0	3.7	3.7	4.3	3.9	3.8		3.8
総ビリルビン	0.5	0.3	0.5	0.4	0.4	0.3		0.3
TSH		0.463	0.221	0.070	0.059		0.103	1.250
F-T3		2.5	2.5	2.7	2.6		3.0	1.7
F-T4				1.06	1.05		1.12	0.98
CEA	2.1	1.3	1.3	2.7	5.2	14.0		
シフラ	2.4	3.1	2.8	3.6	3.9	4.7		

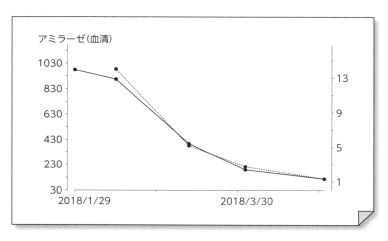

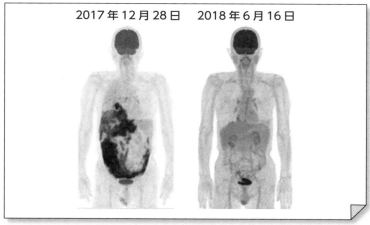

2017 年 12 月 28 日　　2018 年 6 月 16 日

この結果は、統合治療の重要性を示唆しているもの
と考えている。つまり、がん治療経過を左右する因子
はいくつもあり、その各々に目を向ける必要があるのだ。

この症例は、まったくもって信じられないような治療経過ですね。極めて悪性度の高そうながんが見事に、まさに消滅と言ってもいい状態ですよ。

そうじゃな。人体のもつ大きな可能性を感じ取れるんじゃないかな。

理論医学のもつ大きな可能性を感じますよ。

統合治療における
具体的症例

症例1・肺がんの合併が見つかった80歳男性患者の話

 では、ここで統合治療における実際の症例を見てみよう。

80歳男性

【経過】

2015年12月　当院初診

以前から肺線維症

左肺がんと肺門部リンパ節転移

【標準治療医による治療】

三大療法の適応なし

ホスピスを勧められる

 この男性は80歳で、間質性肺炎（肺線維症）で都内のとある病院へ通院していたが、肺がん（左上葉の腫瘍陰影＋肺門部リンパ節転移）の合併が見つかった。

経験医学に基づく主治医の判断は、「肺線維症が
あるので肺機能の問題から、手術適応なし、放射線
治療の適応もない、化学療法も適応なし」ということ
だった。「ホスピスへ紹介することになる」とも言わ
れたらしい。侵襲のある治療はできないという判断
である。

POINT！

がんの統合治療の実際

厳重糖質制限＋SGLT2阻害薬＋脂質摂取（夜）

ピシバニール0.5KE皮内注射

ビタミンC25g点滴（プチ断食）

積極的な筋肉運動

活性型甲状腺ホルモン正常化

放射線治療

治療前　　　　　　　　治療後

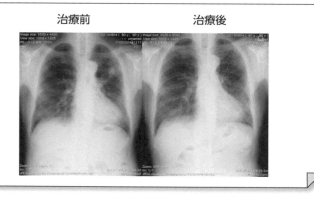

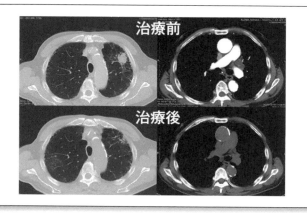

 その後、理論医学に基づくがんの統合治療を受けることになったんですね。

その通り。2018年2月3日まで週1回のペースで通院し積極的な運動、ボランティアでは草刈り。その間のCA19-9の値の経過は以下の通りじゃ。当院初診から794日間がんとの共存状態で、その後突然の脳血管障害にて容態急変したが、自覚症状なしで経過していた。

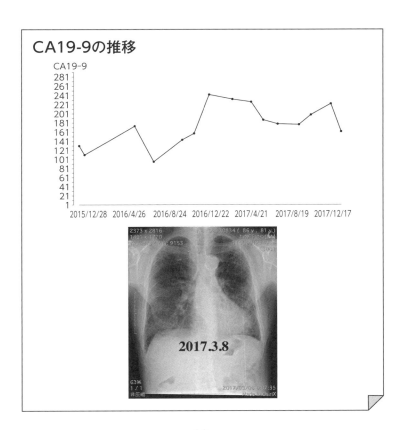

この症例は、もともと肺線維症があり三大療法はできないとの判断が最初になされているのですね。そうなると、現在の標準治療医は手も足も出ない。それを論爺が引き受けて、侵襲の少ない理論医学で見事にがんを軽快させたということですね。

三大療法のなかで最も侵襲の大きいものが、抗がん剤治療じゃ。

特に再発した場合には、標準治療では第一選択の治療法という位置づけになっている。効果は不確実にして、副作用としての高度の侵襲は必発ですよね。

経口にしても静脈経由にしても、100入れたとしてもがんに作用するのはその1％にも満たないかもしれない。99％以上は正常組織で受け入れることになるからな。
ところで、きみは抗がん剤治療はやっとるのか？

固形腫瘍に対しての全身投与は、やらないようにしています。投与する場合は、腫瘍の栄養動脈内投与を考えます。白血病や悪性リンパ腫や未分化がんには、全身抗がん剤治療も回数を限定して行う価値

があるのではないでしょうか？　予防的な全身抗が
ん剤投与には意味がないと考えます。

明確な基準をもっておるのは、感心であるぞ。

症例2・腎細胞がんが肺に転移した85歳男性患者の話

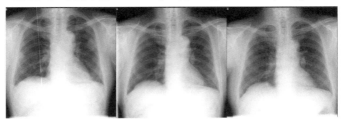

腎細胞がん肺転移（2015年から）
緩やかな進行（85歳男性）

2020年10月6日　2019年5月24日　2015年8月4日

次の症例を見てみよう。この男性患者は、2013年6
月に左腎細胞がんが見つかり、2013年7月に切除
された。2015年6月に肺転移が見つかり、週2回の

インターフェロン注射が始まった。同時に統合治療メニューのなかから、ピシバニールの大腿皮内注射が始まった。注射の反応がとても強かったと記述されている。2015年12月7日からは、ビタミンC10gの点滴を併用。

2016年8月、ご家族の意向もあり、インターフェロンの注射は中止となった。この後は10日に1回ぐらいのペースで、ピシバニールの大腿皮内注射＆ビタミンC20gの点滴が継続された。自覚症状のないまま肺転移病巣の緩やかな成長とともに時間が流れていった。

やがて、歩行能力の低下とともに通院できなくなり、老衰ともいえる状態で永眠。肺転移が見つかって2127日が経過していた。

腎細胞がん手術から2年後に肺転移が見つかり、週2回のインターフェロン注射。標準治療の面目躍如ですね。しかし、インターフェロン治療は1年ちょっとで中止されている。

ご家族のご意向だったのじゃが、主治医からは「インターフェロン治療を中断すれば、肺転移があっという間に悪化しますよ」と言われていたようで、まさに

苦渋の選択だったわけじゃ。

患者さんは週2回の注射から解放された。肺転移の悪化は覚悟していたわけですね。でも実際には、肺転移はゆっくりと増大するのみなんですね。

実際にそうなった。その後自覚症状は何もなく時間が流れていったのじゃ。

「がんとの共存」の成功例ですね！

統合治療を受けていただく患者さんを見ての感想だが、肺転移病変、リンパ節転移病変、いずれも穏やかな経過をとるようじゃ。肺は栄養血管が乏しい、リンパ節にいるがん細胞は周囲は免疫細胞だらけだからなのか。いずれにせよ、がん細胞にとっては居心地の悪い場所なのだろう。
その意味では、肺転移が見つかってもあまり気落ちする必要はないと思っておる。リンパ節に転移したがんも、必ずしも切除しなくてもいいのではないかと考えている。

理論医学では、ステージが進んでいるがんでも、「がんとの共存」の道があるのですね！

 「がん」の本質を、理論医学では**「過剰糖質処理装置」**と定義している。

がんは患者さんが自分の体の中に必要があって作ったものである。そして、がんが大きくなるのは、がんが健気に「過剰糖質処理装置」として仕事をしているからである。

したがって、がん治療の大原則は、「過剰糖質処理装置」としての働きを弱めてもらうことである。だからこそ、**がんの病期（ステージ）にかかわらず、「糖質制限」は最も重要**である。

そして、ここで述べたがん統合治療の実際を付け加えていっていただきたい。がんの治療のために自らの体に大きな侵襲を加えることは、明らかな大間違いなのである。

最後にがん治療の最新症例を紹介してみたいと思う。

患者さん＆家族、主治医であるわたしが知恵を出し合って、いい結果を求める様子が伝わるのではない

かと思う。

【患者背景】
1951年生まれの男性　1型糖尿病

【既往歴】

2011年9月	感染性心内膜炎
2011年10月	僧帽弁閉鎖不全症弁形成術
2012年8月	膵頭十二指腸切除術（膵頭部がんに対して）
2014年12月	胆管炎（総胆管結石性）
2015年8月	肝内結石ERCP除去
2020年6月	膵臓脾臓全摘（膵がん再発に対して）
2022年2月1日	CT検査で肺転移を指摘される

当院初診は、2022年4月7日。1型糖尿病に対して1日4回インスリン注射がなされている。糖尿病合併症を警戒して、なるべく少ないインスリン注射が良いと考えていた。

はじめの膵がんに対する手術からは、10年が経過していて、ここまでの経過は、うまくいっていると評価できると思う。

CEA：59.3 CA19-9：406.9（2022年6月16日）
インスリンを減らし、SGLT2阻害薬を使用。ケトアシドーシスで緊急入院。この後、SGLT2阻害薬は使用しない。

F–T3（活性型甲状腺ホルモン）：1.86

CEA：90.7 CA19-9：769（2022年8月4日）

患者さん＆家族と相談。

腫瘍マーカーの上昇を抑えなければならない。

1 平均血糖値を下げるために、しっかりインスリンを使う。

2 チロナミン補充

3 ビタミンCの内服

を決める。

【その後】

2022年8月31日　強化インスリンによる血糖値管理開始

2022月11月22日　メトホルミン500mg開始

2022年12月23日　水素吸入開始。寝ながらの水素吸入も行う

HbA1c：8.8—4.9に低下　厳重糖質制限状態

それでも腫瘍マーカーの抑制はできていない。

幸いなことに、自覚症状は特にない。

統合治療＋インスリン強化＋水素吸入ですか。
それでも抑え込めないのですね。次の計画は何かあるのですか？

患者さん＆家族との話し合いの結果、少量の抗がん剤内服を行うこととなった。
少しでもがん細胞を体内で殺し、腫瘍に対する免疫が賦活されないかとの期待を込めている。

具体的な経過を見ると、患者さんの特徴に合わせて、まさにオーダーメイドの治療を行っているのですね。

個々の症例の特質に合わせて知恵を絞ることになる。それでも押し込まれている。がんとの戦いは一筋縄ではいかない。がんも必死に生き延びようとしているからじゃな。

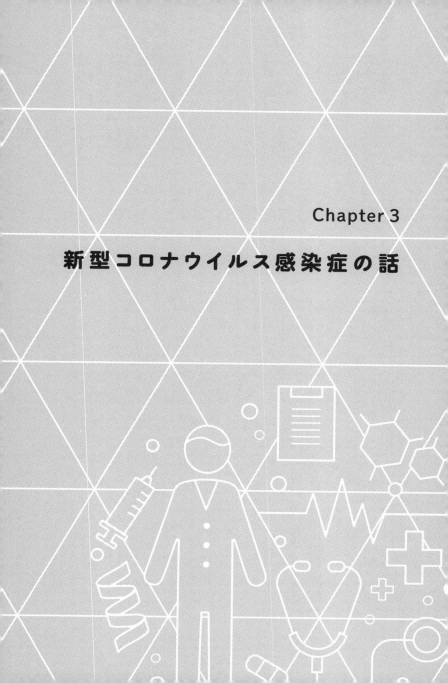

Chapter 3

新型コロナウイルス感染症の話

理論医学における予防接種
——免疫とワクチンについて

この章でまず考えてほしいのが、免疫についてじゃ。免疫とは、「自己組織」と「非自己組織」の識別が基本にある。この境界線は、基本的に体の表面で「国境」をイメージすると理解しやすい。

国境ですか？　つまり……？

国境の外側に存在するものが敵であり、国境の内側に存在するものが味方だ。国境警備隊は、国境近くに存在し、国境を越えて侵入してくるもの（敵）を攻撃しようと準備し、味方を攻撃することは原則として行われない。
では、仮に国境内部にいきなり敵が湧き出てきたとしたらどうか？

すると、まずは味方のなかに潜む敵を識別することが最優先になるんじゃないかな。迂闊に攻撃できな

いと思う。

そうじゃな。しかし、下手に国境内を攻撃すると本当の味方をも攻撃してしまうリスクがあるとして、「これら国境内に存在するものに対する攻撃をしてはならない」という命令が下される可能性がある。

したがって、国境警備隊は外から侵入してくる敵を想定して模擬訓練をする。いうなれば、これが「ワクチン接種」に相当するのじゃ。

このような性質によって、ワクチン接種は体内に存在する国境警備隊（実際は皮内に存在する樹状細胞）のような組織の外側に置く（注射する）必要がある。ワクチンの投与ルートは、経口、粘膜スプレー、皮内注射とし、深部投与、つまり筋肉注射や皮下注射を避けるべきである。抗原（非自己組織）の深部投与は、原則として免疫寛容誘導（抗原に対する免疫反応の低下）となるという理解が必要だ。

ワクチンの投与経路

①皮下投与

日本では、ほとんどのワクチンは皮下注射による接種。投与部位は、上腕の三角筋外側部または後側下3分の1の部分。乳幼児では大腿部の前外側部に接種することも可能。

②筋肉内投与

現在、日本ではヒトパピローマウイルス（HPV）、髄膜炎菌、13価結合型肺炎球菌ワクチンの3種だけを筋肉内接種として認めている。また、ほかにも皮下接種とはなっているが、アジュバントを含む不活化ワクチンは局所反応が強く出るため、なるべく皮下深く（筋肉注射に近いように）接種する医師もいる。

③経皮投与・経鼻・経口投与

BCGは、管針法（スタンプ法、ハンコ注射）といわれる、上腕の2か所にスタンプを押し付ける方法を採用。この方法は日本以外に韓国やフランスなど一部の国で実施されているが、世界では皮内接種が一般的。

また、ロタウイルスワクチンは経口投与となる。経鼻噴霧投与は日本ではまだ承認されていないが、欧米のインフルエンザ生ワクチンで使用されている。

「ワクチンの基本」とは、**抗体を産生させ、病原体による重篤な症状を生じさせないことを目的とする**ものである。自己組織に対しては、原則、免疫反応は生じない。**非自己で免疫反応の対象とすべしという情報を生体に与えることがワクチンの第一義**である。

でも、現在使用されているワクチンは、皮下や筋肉内投与の注射による接種が主流ですよね。

注射を用いたワクチンには、痛みを伴う、あるいは医療従事者のみしかワクチン投与を行えないなどの問題点がある。痛みを伴うことは、子供にとっては大きな問題だし、大流行などの緊急を要する場合には、ワクチン投与を医療従事者に限る現行のやり方では即時に広範囲でワクチン接種を行うことが難しいんじゃ。

痛みを伴わず、かつ簡便に投与できるワクチン開発が望まれています。

例えば、経鼻や経口投与ワクチンはすでに使用されているものもあるが、現在より安全で効果的なワクチ

ンができるように研究が進められている。これらのワクチンができれば、自分たちでワクチンを接種することができるようになるのかもしれん。

ウイルスや細菌による感染症以外の病気にも使えるワクチンなんかもできれば、より便利になりそうだな。

そうじゃな。ワクチンは必要な抗体を作らせることが目的。そもそも、生体はどうやって抗体を作るのか?

まったくの受け売りですが、獲得免疫系には、B細胞が産生する抗体(免疫グロブリン)が主体となった液性免疫と、T細胞が主体となる細胞性免疫があります。

B細胞は白血球の一種で、ウイルスや細菌(抗原)が侵入してきた時に、形質細胞に変化して抗体を作って攻撃したりする役割をもっていますが、その異物である抗原に特異的な抗体を産生するようになるためには、T細胞の助けが必要です。このT細胞はヘルパー T細胞と呼ばれます。

T細胞とは、白血球の中のリンパ球と呼ばれる細胞の一種で、異物から体を守る機構(免疫応答)の中心的な細胞集団です。

専門的にいうと、まず外から侵入してきた異物（病原体等の蛋白分子）は抗原提示細胞である樹状細胞に取り込まれ、ペプチドに分解されます。分解されたペプチドは、主要組織適合抗原（通常はMHCクラスII）と複合体を形成して、抗原提示細胞表面に運ばれます。T細胞表面に発現する抗原受容体（TCR）によって、抗原提示細胞上の抗原ペプチドとMHCクラスIIの複合体が認識されると、T細胞はB細胞に抗体産生を促す刺激を与えるサイトカインを産生するようになります。

最初の「外から侵入してきた異物（病原体等の蛋白分子）は抗原提示細胞である樹状細胞に取り込まれ、ペプチドに分解されます」という部分が重要で、特に**「樹状細胞」**がポイントになる。

樹状細胞とは、強い抗原提示能力をもつ免疫細胞の一つ。白血球の一種で、骨髄の中の造血幹細胞に由来する樹状前駆細胞が血流に乗って全身に運ばれ、末梢組織で分化してできる細胞です。名前の通り細胞の周りに樹木の枝のような突起があり、さまざまな組織や器官内に存在します。表皮はランゲルハンス細胞、輸入リンパ管がベール細胞（ヴェール細

胞）、リンパ節の傍皮質（T細胞領域）なら指状嵌入
細胞、胸腺だと胸腺樹状細胞と、部位によって、それ
ぞれ違う名前がつけられています。

なかでも表皮におるランゲルハンス細胞が、予防接
種における抗体産生の鍵を握っておるはずじゃ。
「自己組織に対しては、原則、免疫反応は生じない。
非自己で免疫反応の対象とすべし」という情報を伝
えることがランゲルハンス細胞の役割であろう。

ランゲルハンス細胞は、基本的にどうやって自己と非
自己を認識するのですか？

生体は非自己の侵入を警戒している。その役割を担
うランゲルハンス細胞は、皮膚基底層に存在するメ
ラニン細胞と同じような場所（皮膚有棘層）に存在
している。彼らは、敵は皮膚表面から侵入してくるこ
とを想定しているはずで、原則、皮膚基底層より深
部側の組織は自己と認識しているものと予想する。

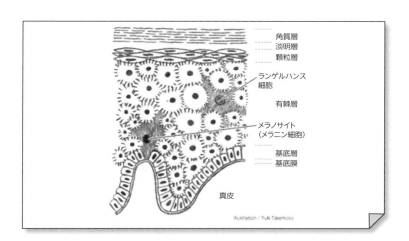

角質層
淡明層
顆粒層
ランゲルハンス
細胞
有棘層
メラノサイト
（メラニン細胞）
基底層
基底膜
真皮

Illustration : Yuki Takemoto

敵らしきものを見つけたら、素早く貪食するのが仕事だから、外から侵入するものは敵だと判断するはず。逆に、真皮より深部に存在するものは原則として自己組織とみなすのも合目的ですね。

きみは、「日本では、ほとんどのワクチンは皮下注射による接種」「投与部位は、上腕の三角筋外側部または後側下3分の1の部分」「乳幼児では大腿部の前外側部に接種することも可能」と言っておったが、はたして皮下注射で大丈夫だろうか？　皮内注射のほうが良いとは思わないかね？

ランゲルハンス細胞は、皮下組織に存在するものは単純に自己組織と判断する可能性がありますね。非自己組織と容易には識別できないとすると貪食しないかもしれません。あるいは自己組織と判別して、貪食しても免疫寛容誘導につながる可能性もありそうです。

もちろん、皮下注射が有効な場合もある。免疫寛容誘導を利用した減感作療法なんかがそうじゃ。花粉症に対する皮下免疫（減感作）療法は、唯一根治を期待できる治療法として知られている。ここでは、抗原である杉花粉エキスを皮下注射することにより免疫寛容を誘導している。

さて、予防接種で本当に有効に抗体が産生されているのか？ 動物を使って免疫の研究をしている人たちは、貴重な実験動物に抗体を作らせようと思う時、必ず皮内注射を選択している。皮下注射では、抗体産生量が皮内注射に比べ著しく低下することがわかっているからだ。

また、医療従事者に対するB型肝炎ワクチンでは、予防接種後に抗体を測定することがある。医療従事者の感染防御のため、原則として抗体陽性となるまで接種が繰り返されるのだが、B型肝炎ワクチン

はなかなか1回では抗体ができにくいことが知られている。もちろん、日本のB型肝炎ワクチンは皮下注射が主流である。

皮下接種の懸念が現実のものとなっているようですね。

だからワクチンの基本は、抗原とアジュバントを皮膚基底層より表層に置くことが望ましい。皮下接種とは次元が異なる意味をもつ。技術も必要じゃ。わたしは皮内接種により、1回で確実に抗体を作らせることができると自負しておる。

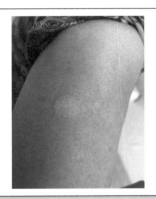

当然とはいえ、理論医学の予防接種の有効性は明白ですね！

インフルエンザ予防接種を
受けると、かえって罹患
しやすくなる？

まずは、インフルエンザの予防接種を受けると、実は罹患しやすくなるかもしれないということを知ってもらいたい。皮下にインフルエンザ抗原を注入すると免疫寛容が誘導される可能性は否定できない。

減感作療法（免疫寛容誘導）とは、アレルゲンを注射（皮下）、舌下、経口のルートから投与することを長期間継続することによってアレルゲン特異的な免疫寛容を誘導することで、花粉症や喘息、食物アレルギーなどのアレルギー疾患をアレルゲン特異的にコントロールしようとする治療法ですよね。

ところが、インフルエンザワクチンを接種した人たちは、感染したのちに通常より大量のインフルエンザウイルスを周囲に撒き散らすようになることが判明したんじゃ。実は**「インフルエンザワクチンの接種が、ウイルスの大気中への拡散を6倍に増大させている」**ということなどが示されている論

文がある。

そんなものが存在するんですか？

この研究は、アメリカのメリーランド大学の専門家などによるもので、2018年1月18日、『米国科学アカデミー紀要』に掲載された。米国科学アカデミー紀要は、ネイチャー、サイエンスと並んで権威のある発表媒体じゃ。

相当数の医学関係者がこの論文を読まれたことでしょうね。

ちなみにこの論文は、「ワクチンの接種がウイルスの拡散を6倍に増大する」という部分が発表のメインではなく、**「インフルエンザウイルスは咳やくしゃみよりも通常の呼吸で拡散している」**ということが判明したということが大きい内容じゃった。

つまり、**「インフルエンザは息をしているだけで拡散する」**ことがわかったということですか。

いずれにしても、この研究の論文の中に「インフルエンザワクチンの接種が、環境へのウイルスの拡散を増大させている」ということが示されている。ここから考えられることは、例えば普通、ワクチンの接種はインフルエンザシーズン前に行われるが、その接種キャンペーンを官民あげて大々的に実施すればするほど、そのシーズンはインフルエンザが爆発的に流行するということもいえるのかもしれん。

「インフルエンザワクチンは他人への感染リスクを
6倍にすることを新しい研究が示唆」
──アメリカのメディア記事より

インフルエンザウイルスの感染経路に関して物議を醸す可能性のある医学的研究に関する論文が米国科学アカデミー紀要（PNAS）に発表された。この新たな研究では、現在のシーズンおよびその前のシーズンにワクチン接種を受けた場合、接種を受けた対象者から排出されるインフルエンザウイルス粒子のエアロゾル排出量が6.3倍に増加したことが明らかになったのだ。

ワクチン接種は、標的とされた病原体に対して免疫性を付与するという疑問のない確信に基づいて行われている。そのために「ワクチン接種」と「予防接種」という用語が、しばしば同じ意味として使用されることがあるが、これは、不自然な意味

の理論的混乱だ。なぜなら、インフルエンザワクチンの場合、予防についての確実性は完全ではないからだ。そこにあるのは、むしろ宗教的信念と近い概念ともいえるのかもしれない。

しかし、ワクチンがインフルエンザを予防するという宗教的理念が、その正統性を支持することができなくなったらどうだろうか。これについては、実際に数百の例があり、多くのワクチンの意図しない副作用が、その利点を上回ることを示す医学論文は500近くとなる。

その新しい例として、2018年1月18日に、PNASに『季節性インフルエンザ症状を示す患者の呼気からの感染性ウイルス』というタイトルの論文が掲載された。

この研究で、インフルエンザ患者は、かなりの量のインフルエンザウイルスを呼気から吐き出していることがわかった。そして、これらを外部に伝達するためには、咳やくしゃみは必要がないこともわかった。つまり、「単に呼吸だけ」で伝播していく。

さらに、この研究では、男性はより細かいエアロゾルによって女性よりも多くのインフルエンザウイルスを呼気から排出することがわかり、また、女性はより頻繁に咳をすることがわかった。　しかし、それらの内容より、この研究についての最も顕著なものは以下の所見だ。

〝今シーズンにワクチン接種を受けていたインフルエンザ患者では、呼気からのエアロゾルの排出量が、受けていなかった人に比べて、6.3倍多かった。この研究の実験方法の詳細は以下のようなものだ。　急性呼吸器症候群のボランティア

355人をスクリーニングし、そのなかのインフルエンザ感染が確認された142人の患者から、1日目に鼻咽頭からのサンプル採取、および30分間の呼吸サンプルを提供してもらった。すべてのサンプルおよび培養された分泌物および微細エアロゾルについて、ウイルスのRNAコピー数を調査し、その中の有効な培養物を用い、52種類（39％）の微細なエアロゾルと150種類（89％）の分泌物から感染性ウイルスを回収した。（略）

エアロゾルウイルスRNAは、体重指数および咳の数と正の相関があった。また、症状が現れてから日数が増えることとの相関には否定的な結果となった。

微細エアロゾルウイルスRNAはまた、現行シーズンおよび前シーズンの両方においてインフルエンザワクチンの接種を有することと積極的に関連していた。また、感染性エアロゾルの発生にはくしゃみや咳は必要なかった。、

今回の研究のこの発見が正確なものであり、また再現性のあるものであれば、インフルエンザワクチンの接種は、それにより他の人にウイルスを感染させる可能性が高くなることを示す。あるいは、ワクチン接種を受けた人が周囲にいる環境では、インフルエンザウイルスに曝露する確率が高くなるということにもなる。

過去にも、インフルエンザの観察研究報告を調べた

2010年のカナダの研究で、2008年から2009年の
シーズンのH1N1ワクチン接種が、2009年の春か
ら秋のH1N1の罹患リスクを1.4倍から2.5倍増加さ
せていたことと関係していたことが発表されたことが
ある。

また、インフルエンザだけではなく、MMR（新三種
混合ワクチン）およびロタウイルス・ワクチンのような
一般的なワクチンに関しても、ワクチン接種後のウイ
ルスの流出および感染を含む医学的影響が文書化
されている。

ほかに気になるインターネット記事も存在する。『イ
ンフルエンザワクチン、WHO「感染予防効果は期
待できない」免疫悪化との研究も』と題され、インフ
ルエンザワクチンの感染予防効果を疑問視する内
容になっている。

厚労省のホームページに、『感染について「ワクチン
はこれを完全に抑える働きはありません」、発症につ
いては「抑える効果が一定程度認められています」、
また、重症化については「特に基礎疾患のある方や
御高齢の方では重症化する可能性が高いと考えら
れています」。ワクチンの最も大きな効果は、この重
症化を予防する効果です』と明記されていると指摘
している。

これって、新型コロナワクチンに関するコメントと瓜二つじゃないですか！

それに関しては、この後詳しく述べることにしよう。とりあえず、これらを踏まえて**「正しい予防接種の方法」**を提言したい。

わたしは、予防接種に伴う副反応が起きることや予防接種をしても抗体ができにくいことには、きっとなんらかの原因が存在していると思っている。

毒物は、まず体の末梢である体表面から侵入すると想定されている。敗血症を例にとっても、毒物が中枢に回れば体にとっては一大事件である。反対に、毒物といえど、末梢に置いておけば体調はそれほど悪くならないはずである。

翻って予防接種。免疫を獲得するために擬似的に体に毒物を入れる行為でもあろう。いきなり、中枢に近い場所に置いたらどうなるか？　副反応が出るのは当然かもしれない。抗体だって作ってもらえない。皮下注射や筋肉注射には、このようなリスクが懸念される。したがって、『予防接種は皮内注射でなければ効かない』のである。

予防接種は、基本的にはランゲルハンス細胞に情報を提供しないと効果的ではない。彼らは皮膚の浅い

ところ(皮膚有棘層)にいるのだ。皮内に抗原を入れることが必要である。

予防接種の闇がここに透けて見えている。抗体産生の基本が理解できていないようである。抗体産生に繋がらない予防接種にどんな意味が付与されるのか、考えればわかるはずである。すべての予防接種は皮下ではなく皮内に接種すべきなのである。

理論医学における
新型コロナ感染症

さて、2020年初頭から世界的な問題となっておる新型コロナ感染症について、理論医学の立場から述べてみよう。

新型コロナ感染症の話には、先程のワクチン接種の話が絡みそうですね。

それは避けられないテーマじゃが、まずはコロナウイルスの感染メカニズムから考えてみよう。

コロナウイルスは、その表面にトゲのようなスパイク蛋白質と呼ばれる構造があり、ACE2と呼ばれるレセプターを介して細胞内に侵入してくることが知られています。その後、ウイルスのRNAが細胞の核内で増幅され、細胞表面から発芽するように放出される。これを繰り返し体内で爆発的にその個数を増やすことになります。

ところでACE2とは何じゃ？

 ACEと　は、Angiotensin Converting Enzyme（アンジオテンシン変換酵素）の略で、アンジオテンシンIをアンジオテンシンIIに変換する酵素として知られています。アンジオテンシンは血圧上昇作用をもつ生理活性物質ですね。一方、ACE2は、アンジオテンシンIやアンジオテンシンIIを不活化する酵素のようです。

 アンジオテンシンは、血圧を左右する仕組みであるRAAS（Renin-Angiotensin-Aldosterone system）における重要な要素であろうが、そもそもRAASの本質的な役割とは何じゃ？

 地球上の生命の進化において、海中に住んでいた生物が陸上で生活するようになり、その時に陸上では摂取しにくいナトリウムを保持するために生じた仕組みといわれていますね。

 それでは、ACE2の本質的な役割は何じゃ？

「ACE2が、アンジオテンシンIやアンジオテンシンII を不活化する酵素」だとすると、**RAASの働きを 抑えるブレーキ**なのでは?

ACE2は、コロナウイルスの受容体ではあるが、本来 はRAASのブレーキとして働いているのではないか というわけじゃな。 ACE2は多くの細胞表面に分布 しており、そのほかにもいろいろな役割があるのかも しれないが、それはここでは触れないことにする。

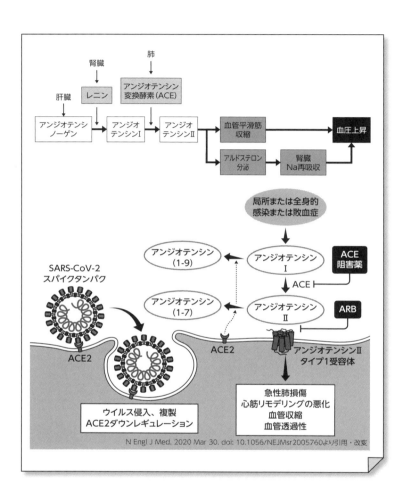

N Engl J Med. 2020 Mar 30. doi: 10.1056/NEJMsr2005760より引用・改変

新型コロナウイルスに感染して、ウイルスが体内で爆発的に増殖した時に、ウイルスのスパイク蛋白質が

ACE2に結合して、仮にアンジオテンシンIやアンジオテンシンIIを不活化する酵素としてのACE2の役割を妨害したとしたら、どうなるじゃろうな?

RAASのブレーキが働かず、RAASの暴走を招くかもしれませんね。そうなると、上の図にあるように**「急性肺損傷、心筋リモデリングの悪化、血管収縮、血管透過性の亢進」**を招く恐れがあります。ちょっと待って! これって新型コロナ感染症の合併症そのものじゃないですか?

整理すると、新型コロナウイルスのスパイク蛋白質が、その受容体であるACE2に結合するとRAASの暴走を招き、急性肺損傷・心筋リモデリングの悪化・血管収縮・血管透過性の亢進を生じる可能性があるということじゃな。

新型コロナウイルスのスパイク蛋白質の量やACE2の数、RAASの働きなどの相互作用で、個人差や人種差はあるような気がしますが。

新型コロナウイルスmRNAワクチンとの関連はどうじゃ?

うーん。先の理論医学における予防接種の知見とここまでの話を統合すると、かなりまずいシナリオが頭に浮かぶんですが……。

何じゃ?

新型コロナウイルスmRNAワクチンは筋肉注射で行われます。そして、体内で大量に新型コロナウイルスのスパイク蛋白質が作られるはずですが……この先は口にするのが憚られます。

いいから言うてみい。

新型コロナウイルスmRNAワクチンは、RAASの暴走と新型コロナウイルスに対する免疫力の低下を招く恐れがあります。

新型コロナウイルスmRNAワクチン接種後にRAASの暴走と同じ症状(急性肺損傷・心筋リモデリングの悪化・血管収縮・血管透過性の亢進)が起こりうるというわけじゃな。そして、免疫力の低下を招くこと

により、ワクチン接種が新型コロナウイルス感染拡大をもたらしうるという。

理論的にはそうなりませんか?

たしかに、1日あたりのワクチン接種者の数と1日あたりの患者数＆コロナによる死者数に、強い相関がありそうなんじゃ。

コロナワクチンにより、一定の割合で免疫寛容が誘導される。回数を重ねることで、免疫寛容誘導者の割合が増える。1〜2回目の接種では、はっきりしないが、3回目接種以降は、免疫寛容誘導者の増加が顕在化している。1日あたりのワクチン接種者数と感染者数と死者数のグラフの山と谷が重なっているのは、そのエビデンスとなっている可能性が高い。1日あたりのワクチン接種者の数が減ると、それに同調して感染者も死者も減少している。

上記が正しいとすると、コロナを終息させるにはワクチン接種をやめればいいことになる。

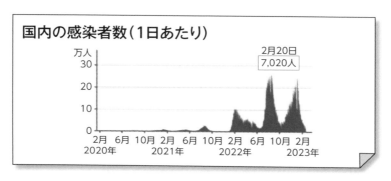

国内の感染者数（1日あたり）

2月20日
7,020人

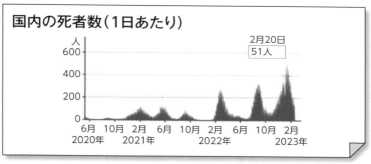

国内の死者数（1日あたり）

2月20日
51人

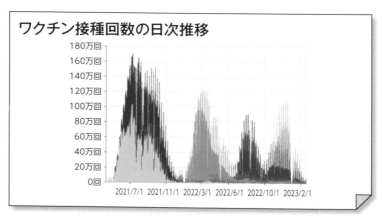

ワクチン接種回数の日次推移

治療につながる話を進めよう。

当初は、欧米人と東アジア人では重症化率に極端な差があった。日本人においても、東北人とそれ以外では、やはり明らかな差があった。これらには食塩摂取量が関係しておると考えていた。RAASは体内のナトリウム保持の仕組みじゃから、食塩摂取量が少ない欧米人は、食塩摂取量が多い東アジア人に比べればRAASが強く働いているはずじゃ。そして速く走れる車のブレーキは高性能であるように、RAASのブレーキであるACE2も数多く細胞表面に発現しているのかもしれない。

ACE2が多いとすると感染後の体内でのウイルス増殖速度が速くなり、重症化率に大きな差が出そうですよ。

高血圧治療のRAAS抑制薬が新型コロナ感染症の死亡率を低くしているデータがあるようじゃな。こ
れもRAASの働きを抑制する結果、そのブレーキであるACE2の細胞表面発現量を減少させておるのかもしれんな。

それでは、コロナウイルス感染症の実態をイメージしてみよう。コロナウイルスを体内へ取り込んだとすると……?

コロナウイルスは細胞表面上のACE2を受容体として吸着。その後、細胞表面にあるTMPRSS2（II型膜貫通型セリンプロテアーゼ）という酵素がスパイク蛋白質の一部を切断。細胞内へ侵入してくる。

膵炎の薬として使われているナファモスタットが、TMPRSS2酵素がスパイクの一部を切断するステッ

プを阻害することで新型コロナウイルス薬として有望であると東京大学医科学研究所から発表されているが、1個のウイルスが侵入すると、数百倍に増幅されて細胞から発芽して放出されるという記述もある。

コロナウイルスが体内で増殖しないようにする最も効果的な対策が、細胞内侵入の阻止であることは容易に想像できなければならない。したがって、**「細胞表面の受容体であるACE2の数を減らすこと」や「ナファモスタットのような細胞侵入を阻止する薬剤の使用」が極めて有効な治療方法となる**であろうことは容易に仮説として用意できるはずである。

新型コロナウイルススパイク蛋白質とACE2との結合を阻害する作用が、セファランチンにあることもわかっているようだ。

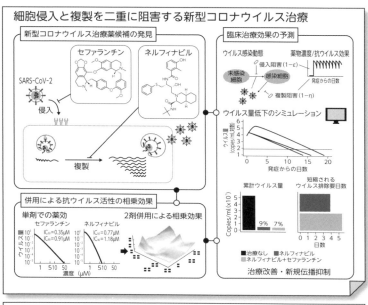

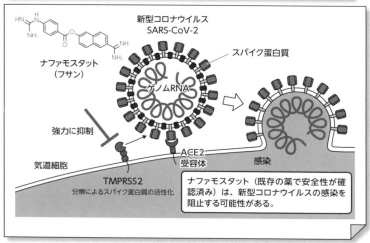

「コロナに3回かかりました。ワクチンは打っていません」とか「1回目は夫から、2回目は子供から、3回目はもう一人の子供から移りました」というような話もありますよね。

そのような話から、以下のことがわかる。

POINT!

1 コロナに感染して得られる抗体でさえ、再感染を防げない。

2 ワクチンを打って得られる抗体が感染を防げるとはとても思えない（感染による抗体産生は、ワクチンによる抗体産生よりはるかに多様で多量）。

3 コロナウイルスの細胞内侵入を防ぐ薬がある。

4 細胞内侵入を防げば、体内でのウイルスの増殖を抑制できる。その結果、重症化は防げる。

新型コロナ感染症
終息への道

今はワクチンに期待がかかっている時期じゃが、今後、ワクチン接種が一段落して、これだけでは感染抑制の切り札になっていないことが明らかとなってくるはずじゃ。そこで、実は、セファランチン、カモスタットメシルなど安価で身近な薬剤が重症化予防に有効であるというデータが出てくる。

実際に感染者に投与され始め、臨床的に有用性が確認されることになるんでしょうね。

コロナ感染症では、ウイルスに対する抗体が感染予防や重症化予防には役立たない。理由は、コロナウイルスが細胞内侵入に際し、ACE2という受容体を利用するからじゃ。

ウイルス表面には、多数のスパイク蛋白質が存在して、抗体でスパイク蛋白質とACE2の結合を阻止しようとするのは非効率ということですね。

コロナウイルスの表面には、多数のスパイク蛋白質が存在している。そこに対する抗体があったとしても、コロナウイルスはたった1個のスパイク蛋白質がACE2と結合すれば、細胞内侵入ができる。理論上は、コロナウイルス表面のすべてのスパイク蛋白質に抗体が結合しない限り、細胞内侵入は防げない。

とはいえ、一部の人には、花粉症における減感作療法のごとく、スパイク蛋白質に対する免疫寛容が誘導される可能性はないでしょうか？

もちろん、ある。じゃが、それとはまた別で、スパイク蛋白質に結合した抗体が細胞内侵入を誘導する可能性も考慮すべきかもしれない。抗体のFC領域と呼ばれる部分は、細胞膜との親和性があることが知られている。

抗体は3つの部位が結合したY字形をしていますが、Yの下棒に位置するのがFC領域ですね。その一部が細胞膜に結びつくと。

また、可能性としては、抗スパイク蛋白質抗体が、ADEを引き起こすのかもしれんのじゃ。

抗体依存性感染増強（ADE）ですね。ウイルスの感染やワクチンの接種によって体内にできた抗体が、ウイルスの感染や症状をむしろ促進してしまう現象です。

重症化予防＝体内ウイルス量の抑制じゃ。体内ウイルス量の抑制に最も有効なことは、コロナウイルスの細胞内侵入を阻止することになる。そのための戦術として、まずはACE2の減少。次に、細胞内侵入を抑制する薬剤の使用じゃ。

具体的には何をすればいいとお考えですか？

ACE2の減少は、RAASの亢進を抑えることで達成できる。ACE2はRAASのブレーキであることを以前述べた。RAASの本来の役割は、Na（ナトリウム）の保持じゃ。だから食塩をしっかり摂取する。あるいは、しっかり高血圧治療薬を内服することじゃな。

細胞侵入を抑制する薬剤は、先程言っていたセファランチン、カモスタットメシルなどですね。いずれも安

価な薬剤です。

現在、変異株が感染者数の多数を占めるに至っており、PCR陽性者は、重症とならない限り入院できないらしい。

聞いたところによると、高熱で酸素飽和度95％でも自宅待機、あるいはホテル待機となるらしい。しかも解熱剤しか与えられないようです。

この状況はあまりにも情けない。PCR陽性者、濃厚接触者には、セファランチン、カモスタットメシルをなぜ投与しないのか。医療提供側があまりに無能状態なのが信じられん。

見失ってはいけない
新型コロナウイルス禍の本質

ほかにもコロナ感染症に対する政府や医療機関の対応への疑問がある。新型ウイルス感染症とはいかなるものかは、今は十分にわかっている。死者は73,000人を超えたが、大半は65歳以上の高齢者じゃ。

たしかに、40歳以下の年齢層においては、命を落とす心配はあまりしなくて良さそうですね。

40歳以下の年齢層だけなら、お店の営業自粛も行動制限も行うメリットはまったくないと言ってもよい。現に、今は政府がそんな方向になっている。当初のように「夜8時以降出歩くな」などとは言わん。

今となっては、不景気に誘導する規制はまったく意味がないといえますね。

そして、現在のような感染拡大を多少なりとも許容するような策をとるのなら、指定感染症第2類からは外さなければならない。指定感染症2類相当に分類されている意味はまったくないからのぉ。指定感染症第2類と定義して、感染拡大放置策をとり、感染拡大を目の当たりにして右往左往して、ダラダラと経済活動にブレーキをかけ続けるなどというやり方を省みることじゃ。

ようやく実質2類扱いは終了しそうですね。

コロナワクチン接種後の
血圧低下

そういえば、論爺のクリニックでは、コロナワクチンによる影響は何かありましたか？

きみの質問の真意とは少しニュアンスが異なる答えになるが、当院に高血圧で通院する方のほとんどが、ワクチン接種後3週間以上経過している場合、血圧が下がっているようなんじゃ。

興味深い現状ですね。

これは、スパイク蛋白質に対する抗体がACE2の働きを代用しているのではないかと推測しておる。そして、このことが「ACE2はRAASのブレーキとして機能する」という仮説の証明にもなっていると思う。

ということは、今回のコロナウイルスmRNAワクチンを打ったのちに血圧低下を見る人は、コロナの合併

症を起こしにくい可能性があると。なるほど、ワクチンは重症化予防には寄与している可能性はありそうですね。

新型コロナウイルス感染症重症化例では、ACEの増加、アンジオテンシンIIの増加、血圧上昇、DDダイマー増加が観測されることがわかっている。この本質的な原因はRAASの亢進であり、ACE2の作用低下にあると推測する。

コロナウイルスのスパイク蛋白質は、ACE2を受容体としている。コロナウイルスのスパイク蛋白質がACE2に結合すると、ACE2は本来の機能を発揮できなくなるのではないか。

ACE2は、アンジオテンシンＩとIIを不活化するのが本来の役割ですね。

このことから、RAASのブレーキであることに気づくことができる。つまり、**コロナウイルスのスパイク蛋白質がACE2に結合すると、ブレーキが働かない状態、すなわちRAASの亢進を招く可能性につながる**という説だ。

今回のmRNAワクチンと呼ばれるものは、体内にコロナウイルスのスパイク蛋白質を作成させるもの。このスパイク蛋白質はRAASの亢進、すなわちACEの増加（ACE2ではなく）、アンジオテンシンIIの増加、血圧上昇、DDダイマー増加をもたらしうる。

これらの症状は、くも膜下出血、肺血栓塞栓症、脳梗塞、脳出血を引き起こしても何ら不思議ではない。

新型コロナ感染症の実症例

ここで、実際の症例を見てみよう。

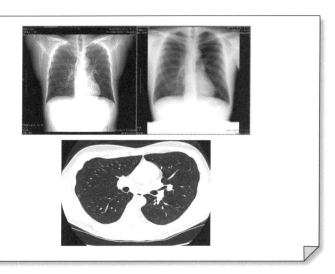

30代前半の男性で、2021年8月、新型コロナに感染（PCR陽性）。その後39〜40度の高熱が7日以上続く。酸素飽和度が95％を切っても入院はさせてもら

えず、解熱剤の投与しか受けられない。

コロナウイルスの細胞内侵入を抑制するであろうといわれている内服薬を2種類（セファランチンとカモスタットメシル）内服してもらう。体調は急速に回復。PCR検査陰性となった。

ただ、撮影した胸部レントゲンでは、酸素飽和度は97%であったが、左肺のX線透過度が亢進、右肺の血管陰影は対照的に増強しておった。

新型コロナ感染症に伴う肺動脈血栓症の結果、左肺動脈の血流が極端に低下しているという所見ですね。

「後遺症として残るかもしれませんね」と告げた。そして、咳があるとのことだったのでジスロマックを追加処方した。それから9日後、今度は胸部CTを撮影したんじゃが、驚くべきことが起こった。

何があったんですか？

左肺の血流が戻っていたんじゃ。肺野にも直径1センチにも満たない間質陰影の増強を示すすりガラス

状の濃度上昇が1か所のみである。嗅覚異常も味覚障害もないとのことだった。

まさに完全復活ですね。

症状が軽快した後も、コロナウイルスの細胞内侵入を抑制するとされている内服薬（セファランチン）を飲み続けてもらっている。

武漢の症例で、しばしば再感染を起こすこと、再感染時にはより重症化することがあるとの報告がなされているけれど……。

わたしは密かに、そのような症例では、ウイルスの感染持続が生じているのではないかと疑っておる。それもあって、内服薬は持続摂取してもらっている。細胞内侵入を抑えれば、ウイルスの再生増殖は抑制できる。この症例はうまくいきすぎている印象があるが。

ということは、**新型コロナ感染症の後遺症に悩む症例は、ウイルスの持続感染症例**だと

考えているのですか？

まさに、その仮説が頭の中に浮かんだのじゃ。さらに考察を進めると、新型コロナ対策に最も有効なのは、感染が判明したら、速やかにコロナウイルス細胞内侵入抑制薬（セファランチン＆カモスタットメシル）を使用することではないかというところにたどり着くわけじゃ。

その効果としては、臨床症状の速やかな改善、合併症や後遺症の発生は強く抑制される、合併症や後遺症の治療に使える可能性がある、といったことが予想できそうですね。

実際、円形脱毛症に対してセファランチンを処方していた女性は、家族がコロナに感染したが、自身は多少の喉の痛みと倦怠感だけで「みなし陽性」にされたと言っておった。

理論医学における新型コロナウイルス感染症のまとめ

 これまでの内容を1回整理してみようではないか。

 まず、コロナウイルスが表面に存在する多数のスパイク蛋白質のうちの1個を使ってACE2に結合する。そして細胞内侵入へとつながる。一方、mRNAワクチンは、ワクチンという名をつけていいのか疑問であることはいったん置いておいて、体内にある程度の量のスパイク蛋白質を生み出す。

 mRNAワクチンは、スパイク蛋白質を単独でたくさん生み出させる。これらは、それぞれ単独でACE2と結合するであろうことは容易に想像できる。

 ACE2の役割は、RAAS（レニン–アンジオテンシン–アルドステロンシステム）の主役であるアンジオテンシン I とアンジオテンシンIIを不活化すること。つまりRAASのブレーキとして作用する。

mRNAワクチンにより生み出されたスパイク蛋白質は、それぞれがACE2と結合するが、当然ACE2の本来の役割の邪魔をすることにつながる。要は、RAASのブレーキが働かない。

ゆえにRAASの暴走へとつながる可能性が出てくる。高血圧治療患者は、RAAS阻害薬を飲んでいることが多いので、このRAASの暴走は起こらない。わたしのクリニックでよく見かける光景じゃな。

RAASの暴走が何を生み出すのかといえば、急性肺損傷、心筋リモデリングの悪化、血管収縮、血管透過性の亢進、血圧上昇など。これらが、mRNAコロナワクチンの副反応、新型コロナ感染症の合併症と相同であることに気づけるでしょう。

また、スパイク蛋白質が体内に大量に生み出されると、抗体が確実に生成されるとは限らない。花粉症における減感作療法のように、スパイク蛋白質に対する免疫反応の低下を誘導される個体は確実に存在するじゃろう。

逆に、スパイク蛋白質に対する抗体ができた場合、この抗体はスパイク蛋白質と結合するわけで、ACE2の作用を有する可能性が十分に期待できる。実際、論爺は新型コロナ感染後、あるいはmRNAワクチン接種後に、血圧が下がる例を経験しています。これは、抗スパイク蛋白質抗体がACE2と同じようにRAASのブレーキとして作用した例になったと説明できる。

 一方、免疫寛容が誘導されると何が起こるか。コロナウイルス感染症に対する抵抗力の低下につながる懸念じゃ。特に、変異株に対する抵抗力の低下は容易に想定できる。

 ワクチン接種者の割合が増加しているにもかかわらず、変異株の急速な感染拡大、あるいは我が国に見られる超過死亡の明らかな増加。これらはmRNAワクチン接種との因果関係が懸念されるのではないかと、論爺はにらんでいるんですね。

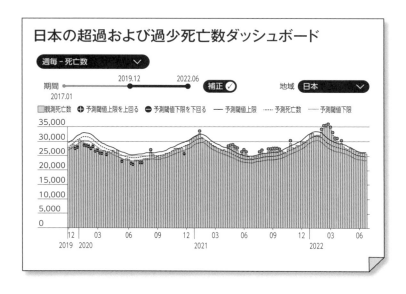

日本の超過および過少死亡数ダッシュボード

週毎 - 死亡数 ∨

期間   2019.12   2022.06   補正 ✓   地域 日本 ∨
2017.01

■観測死亡数　⊕ 予測閾値上限を上回る　● 予測閾値下限を下回る　── 予測閾値上限　⋯⋯ 予測死亡数　⋯⋯ 予測閾値下限

結論としては、**コロナ終息の切り札は決してワクチンではない。確実な治療薬の使用こそがその切り札**となる。そして、**確実で安価な治療薬は、セファランチンなど身近に存在している**、と考えておる。

おわりに

　この書籍では、未来のあるべき医療の姿を示している。

　「医学は科学でなければならない」──つまり、病気の原因を正すためには、病気の本質を看破しなければならない。しかし、医学部教育では、病気の本質に目を向けないように洗脳される。

　医学部卒業生は、自分の頭で考える力を削がれている。その結果、『ガイドラインに沿った治療』を無批判に実践する医師が大量に生産される。

　この書籍を手にする医師が、本来の姿を取り戻し、患者を救える医師になることを願うものである。

　ここには、糖尿病合併症の本質に触れ、正しい糖尿病治療の提言を行なっている。あるいは、高血圧や心不全の治療、さらに脳血管障害や虚血性心疾患や認知症の予防につながる動脈硬化治療も大きなテーマとして扱っている。

　また、日本医療最大のテーマであるがんに対しては、再発予防こそががん患者と向き合う上で最も重要であること、そして、その柱は厳重な糖質制限であることを強調している。そして、理論医学における予防接種の知見は是非とも取り入れてほしいと願っている。

また、この書籍を手にする患者さんには、ご自身の病気のことを正しく理解するきっかけになってほしいと考えている。正しい治療を選択する権利は患者さんご自身にあることをあらためて知ってほしいと思う。

　経験医学から理論医学に舵が切られ、人類救済につながることを願っている。

新井圭輔（あらい・けいすけ）

あさひ内科クリニック院長。1955年、岐阜県岐阜市柳津町に生まれる。福島県立会津高校卒業後、京都大学医学部に進学。1981年に同大学を卒業後、島根医科大学放射線科助手、京都大学医学部附属病院核医学科医員を経て、1987年より静岡県島田市にある市立島田市民病院放射線科に勤務。10年間がんの診断と治療に携わる。1997年に福島県郡山市であさひ内科クリニックを開院。以降、臨床の中で数多くの糖尿病患者の治療に携わり、巷の定説を覆す「低インスリン療法」を提唱。糖尿病改善に劇的な効果が見られたことから評判を呼び、全国から訪れる来院患者が後を絶たない。南東北病院放射線科長（非常勤）も兼任していた。得意な診療分野はがんの診断と免疫治療、アレルギー疾患、交流磁気治療、胎盤エキス治療、苦しくない胃内視鏡。日本癌治療学会、日本医学放射線学会に所属していた。著書に『糖尿病に勝ちたければ、インスリンに頼るのをやめなさい』(2016年、幻冬舎メディアコンサルティング)、『宇宙の正体』(2021年、サンライズパブリッシング)がある。

理論医学は人類を救う

2023年5月26日　第1刷発行

著者　　**新井圭輔**

発行者　寺田俊治

発行所　**株式会社 日刊現代**
　　　　　東京都中央区新川1-3-17　新川三幸ビル
　　　　　郵便番号　104-8007
　　　　　電話　03-5244-9620

発売所　**株式会社 講談社**
　　　　　東京都文京区音羽2-12-21
　　　　　郵便番号　112-8001
　　　　　電話　03-5395-3606

印刷所／製本所　**中央精版印刷株式会社**

表紙・本文デザイン　山内宏一郎（SAIWAI DESIGN）
編集協力　ブランクエスト